不安こそ宝物

対人恐怖症を
薬に頼らず克服した、
医師からのメッセージ

医学博士
黒川順夫

はじめに

私は高校生のときにあることがきっかけで、対人恐怖症の一種である赤面恐怖症になりました。

「人前で赤くなったらどうしよう」と気にして人に顔を見られることが怖くなり、学校の行き帰りの電車に乗ることが困難になりました。

授業中も周囲の視線が気になり、先生の話も頭に入ってきません。学校も休みがちになり、受験勉強にも集中できなくなりました。

「自分はだめな人間だ」と劣等感にさいなまれる中、「この性格を直さなければ」とさまざまな書籍を読み、最終的に行きついたのが森田療法でした。

森田療法とは１９１９年、日本の精神科医で東京慈恵会医院医学専門学校（現・東京慈恵会医科大学）教授の森田正馬《しょうま》先生によって確立された神経症に対する精神療法です。本書で詳しく紹介しますが、赤面恐怖症などの対人恐怖症、不安神経症（パニック障害）や強迫神経症といった神経症の人に特有の「こうあるべきだ」「こうなったらどうしよう」という「とらわれ」から生じる苦悩を、無理に消そうとせずに、健康な生活を送れる状態に治療していきます。苦悩も自分の大切な一部であり、素直に「ありのまま」で何でもできるのだということを、患者さんが身体で覚えていくのが、その基本です。

１９６１年頃、私は森田療法を行っている施設に入寮し、約50日間を過ごしました。

大阪の「関目」というところに免許を更新する自動車の教習所があります。当時の私はその「セキメ」という言葉を聞いただけで「赤面」を連想して、赤面恐怖症を思い出し、カーッと顔が赤くなるほど症状は重かったのですが、森田療法を受けた後は、あれほど気になっていた「赤面」という言葉をそれほど強く意識することがなくなりました。

それまでは赤面恐怖症に対する緊張や不安、恐怖の感情をどうやったら消し去ることができるか、そればかり考えていましたが、**「不安を取り除こうとするのではなく、それを抱えているままでいいのだ」と思えるようになりました。**

それからは、「ビクビク、ハラハラ」する気持ちを持ちながら、まがりなりにも何でもできるようになりました。

大学受験も2年浪人し、医学部に合格できました。医師になってからは学会発表など、人前で話す機会も日常的にありましたが、そのたびに、ドキドキ、ハラハラしながらもやるべきことをやるという行動を地道に重ねてきました。

自分が極度に緊張する性質だとわかっているので、人に会うときや発表の日の前には緊張をやわらげるために、早くから資料を用意したり、繰り返し練習をしたりと、入念に準備をするようになりました。

そうすると、自分では意外なほど「発表がすごくよかった」などと、おほめの言葉をいただくことが増えてきました。

また、細かなことを気にし過ぎる神経質な性格であるため、どの医師も気づかなかった「主人在宅ストレス症候群」や、拒食症の人が30キロ以下になるほど病的に痩せても、入院を極端に嫌がることなどにも気づきました。拒食症では、それを考慮した新たな治療を考案しています（40ページ参照）。

こうした経験を経て、**私は赤面恐怖症や対人恐怖症などの人たちが抱える不安は、やり方によってはむしろ、長所となること、まさに「不安は扱いようで宝物」であることを実感**するに至ったのです。

森田療法は神経症の画期的な治療法として認知されており、保険適用も認められています。原則的には服薬はしないため、「できれば薬を飲みたくない」という患者さんから「この治療を受けたい」という希望が多くあります。

にもかかわらず、森田療法は十分に普及しているとは言えません。医療ではなく、民間療法の一種と誤解している人すらいます。

実はこの療法は私の経験でわかるように、入院治療が原則です。しかし、作業する場所や治療者がそろわないとか、入院費が高額になってしまうことなどから、実施している病院が非常に少ないのです。いい治療法でありながら、患者さんが受けることのできる環境が整っておりません。

そこで私は外来で通院しながらできる森田療法を考案しました。

治療の内容は症状によって違いますが、「歩行訓練療法（森田療法変法）」（歩行・森田）と「告白療法（森田療法変法）」（告白・森田）があります。歩行・森田は通院でできる治療であり、告白・森田は私どもが主催する自助グループ「黒川タンブラーの会」（100ページ参照）で受けることが可能です。

これまで多くの患者さんにこの治療を行い、効果を得ています。

本書では初めて一般の方に向けて、この外来治療の紹介をすることにしました。

軽症の方であれば読みながら取り組んでいただける内容も含まれています。同時に森田療法の考え方について、私自身の言葉でできるだけ一般の方にもわかりやすく解説しています。

実は私自身、こうして本を出すことに大きな不安と緊張があります。というのも、自分が赤面恐怖症であることは、共著や学会誌では公にしているのですが、このような本で告白するのは初めてだからです。

しかし、森田療法の素晴らしさを伝えたい、神経症に悩む多くの人たちに正しい知識を伝えたい、という使命感から、思い切って本書を刊行することにしました。できるだけ多くの人に読んでいただき、「ビクビク、ハラハラしながらでも、まずはやってみよう」と一歩を踏み出していただければと願っています。

２０１８年春

黒川内科院長　黒川順夫

●目次

第2章 森田療法が効果的な対人恐怖症、強迫神経症、パニック障害

第3章 不安を「あるがまま」に受け入れると症状が治っていく

第4章 あがり症、恥ずかしがり屋には、いいことがたくさんある

第5章 対人恐怖症、パニック障害、強迫性障害から回復した人々

第1章

医師の私は、赤面恐怖症を森田療法で治した

きっかけは高校生のとき、クラスメートの一言

「はじめに」で述べましたように、私が森田療法に取り組むきっかけとなったのは、自分自身の体験です。この療法のおかげで死ぬほどつらかった赤面恐怖症から解放され、ビクビク、ハラハラしながらも前に進むことができるようになりました。

私と同じような悩みを持ち、日々困難にぶつかっている方は、全国に大勢いると思います。森田療法によってそうした悩みを克服できる可能性があるということを、まずは私の体験記を通して、感じていただければと思います。

私は大阪府吹田市千里山で幼少期を過ごしました。ここは、1970年に大阪万博が開催される以前は自然が豊かな土地でした。小学校時代は野山をかけめぐったり、魚釣りやトンボ取り、草野球などに興じたりしながら、比較的、のんびり

と過ごしていました。遊んでいるわりに勉強はできたほうで、地元の公立小学校から大阪の名門とされる国立大付属の中高一貫校に入学することができました。中学校時代も家庭教師や塾に頼ることなく、独自の勉強で優等生の部類に入ることができていました。学業で悩むことはなく、充実した学生生活を送っていたのです。

ところが高校に進学し、事態は一変しました。

高校はほとんど無試験で進学することができましたが、そこには外部からの受験生も30人ほど入学してきました。彼らは難関を突破して入ってきたこともあり、非常に優秀でした。

加えて高校では授業時間数が増え、授業内容も難しくなります。私の成績はこれまでになく低下していき、次第に劣等感を抱くようになりました。

そんなときに、赤面恐怖症のきっかけとなる大きな出来事が起こりました。

みんなで話をしているとき、私はある友人が言った冗談に激怒しました。その顔が真っ赤だったようで、クラスメートの一人が、「黒川が真っ赤になって怒ったぞ！」とはやしたてたのです。こんなことは高校生にはよくあることですが、神経質なところがあり、劣等感が強まっていた私は、極度に気にしてしまったのです。

そしてその出来事が引き金になり、強度の赤面恐怖症になってしまったのです。

赤面恐怖症は対人恐怖症という神経症の一種です。対人恐怖症とは人前で恥をかいたり、恥ずかしい思いをしたりすることに過度な不安や恐怖を感じ、社会生活や仕事に支障をきたす心理的障害です。現在は一般に「社交不安障害」と呼ばれていますが、森田先生は対人恐怖症と呼んでいたので、本書ではこちらで統一しています。

対人恐怖症にはいくつかのタイプがありますが、そのうちの一つである赤面恐怖症は、不安や恐怖を感じると顔が赤くなり、そのことを人に知られるのが恥ずかしくなるため、人前に出たり、話したりすることを避けるようになっていきます。

私はこの典型的なケースでした。友人からはやしたてられたことを機に、**「また人前で赤くなったらどうしよう」という不安が常に心を占めるようになり、クラスメートの目だけでなく、学校までの往復の電車でも「赤い顔をみんなに見られているのではないか」と顔色ばかりが気になり出しました。**

授業中も先生の話がほとんど頭に入らず、受験勉強にも没頭できません。

そしてしばしば高校を休むようになりました。

幼少期から神経質なところがあった私

振り返ってみると、私には小学生の頃から人の顔色をうかがうことがよくありました。また、幼少の頃から一時的な不眠になるなど、神経質なところもあったのです。

これは森田療法でいう「ヒポコンドリー性基調」（54ページ参照）に該当する、不安や緊張を過度に感じやすい生まれながらの気質です。この気質も一因となって森田神経質の人は対人恐怖症をはじめ、強迫性障害やパニック障害などの不安障害になりやすいことがわかっています。

また、家庭環境の影響もあったように思います。私の父親は厳しい人で、口やかましいタイプでした。私は4人兄弟の三男ですが、とびきり優秀な長兄とよく比較され、劣等感は常にあったように思います。

そうしたところに、成績低下の問題などが重なり、劣等感がますます強まっていきました。そんな心理状況の中、顔が赤くなったことを指摘されて、発症に至ったのだと考えられます。

赤面恐怖症に悩む中で、私はさまざまな本を読むようになりました。本を読むことで何か解決の糸口があれば、と考えたのです。

あるときから、禅に関する本に傾倒しました。自分という存在を明らかにし「禅の悟り」を得ることにより、赤面恐怖症を解消でき、勉強などしなくても人生の勝者になれるだろうと考えるようになったからです。そして禅僧になることを本気で考え、反対する親に内緒で修行の場を求めて禅寺をいくつも訪ねました。しかし、「親に反対されているならうちで預かることはできない」「ノイローゼのようだから、我々の修行にはついて来れない」などと言われ、入門を断られました。

混沌の中、森田療法と初めて出会う

禅の本のほかに夢中になったのが森田療法の本でした。

そこには「とらわれからの解放」という言葉が書かれており、心のとらわれから解放されれば赤面恐怖症が治るとされていました。しかし、あらゆる関連本を読んでもそれがどういうことなのか、よくわかりませんでした。

そんな中、水谷啓二先生の本を読んで「これだ」とピンと来たのです。

水谷先生は森田先生の弟子であり、森田療法の伝道者でもあります。幼少期は神童と呼ばれるほど学業が優秀でしたが、あらゆる神経症にかかり、高校を休学した経験をお持ちです。その後、東大経済学部に入学する前に森田先生のもとで森田療法を受けて回復し、卒業後は共同通信社の部長をしながら、自宅を森田療法の実践の場「啓心寮」として開放、啓心会診療所も併設して医師を常駐させながら森田療法を実施しておられました。

私は両親に頼み込み、高校を卒業すると大学受験を放り出して上京、啓心寮に入寮しました。兄が東京にいたこともあり、「それだったらいいだろう」と親も受け入れてくれたのです。

入寮すると森田療法の規定に従って、1週間寝たきりで過ごす絶対臥褥《がじょく》に入りました。3度の食事と入浴以外は天井を見てただじっと寝ているだけの生活です。最初の3〜4日は疲れもあってひたすら寝ていましたが、後半になると退屈で退屈でたまらなくなりました。

隣の部屋で、ほかの寮生が毎日の作業の打ち合わせについて話している声が聞こえてくると、赤面恐怖症であるにもかかわらず、早くそこに行って、作業でも何でもいいからやりたいという気持ちになってくるのです。「絶対臥褥の効果はすごいな」と実感しました。

赤面恐怖症の悩みが心から離れた

さて、絶対臥褥の1週間が終わり、待ちに待った作業が始まりました。

作業というのは、日常生活に必要なことを自分で見つけて自発的に行うというものです。ほかの寮生たちと一緒に、例えば落ち葉拾いなどの軽い作業から入り、炊事、掃除、風呂焚きなどをします。トイレ掃除など、普段したこともなかったり、やりたくないような作業もあるのですが、嫌々ながらも実行していきます。

一日の作業後、その内容を日記に書いて水谷先生に見ていただき、批評を赤で書いてもらって、みんなの前でほめられたり、叱られたりします。

中でも私が特に打ち込んだのは「どぶ掃除」でした。

どぶ掃除といっても若い人にはわかりにくいかもしれません。各家の周辺にトンネルのようにある側溝にたくさんたまっているゴミやヘドロを工夫して取り除くのです。私は小さな木箱にひもをつけて側溝の端から端まで通し、溝の中のゴミや泥をうまく取り除く方法を発見し、それを日課にするようになりました。汚い泥を取るのが楽しくて仕方がないと思えるのですから、不思議です。ある日、行政機関から清掃の専門家が来て、よく似た方法でゴミを取り除いているのを見て、とてもうれしかったのを覚えています。

また、2週間に1回ほどは寮生で百人一首のカルタ取りがありました。水谷先生にはカルタ取りなどで大いに勝気を発揮するように指導されていました。しかし、百人一首をたくさん覚えるのは大変で、私はなかなか取ることができません。**森田療法では、どんなことでも工夫することが大切と教えられます。それは仕事や作業でも遊びでも同じであると森田先生は言っておられます。**そこで私は上の句と下の句を関連づけて覚える工夫を考えました。

例えば〈かささぎの渡せる橋におく霜の 白きを見れば夜ぞふけにける〉の句であれば、「かささぎは白い」と覚えておけば、すぐ取ることができます。このようにして全句を覚えたところ、私は一番よく取れるようになりました。

こうして毎朝5時起床で夜の9時消灯まで暇なく動き回っているうちに、余計なことを考える間もなくあっという間に約50日が経過し、退寮する頃には赤面恐怖症で悩んでいたことや禅の悟りのことは、心からすっかり消えていました。

ビクビク、ハラハラしながらも、医師を目指す

ただし、後でわかるのですが、この段階で赤面恐怖症が100パーセント治ったわけではありませんでした。

そのことを水谷先生はご存知だったのでしょう。退寮する私に、「家族にはすっかり治ったと言いなさい」と言われました。

また、「森田神経質の人は真面目で粘り強いので、仕事は容易にやめてはいけない」「地味なので即、結果が出せなくても何年も努力して力を発揮すべきである。少なくとも4～5年はそこで頑張ってみるべきである」という言葉もいただきました。

この言葉を支えに、私は医学部受験をすることを決め、予備校に入りました。水谷先生から「どこの医学部でもよいから早く入りなさい」と忠告を受けました。

予備校には2年間通いましたが、当時もうどん屋でうどんを食べたら顔が上気して、赤くなったのではないかと恥ずかしく、途中でお金を払って逃げ出すようなこともありました。

2年目に通ったのは大阪の予備校でしたが、ここは席が決まっていて、前のほうに座らされ、いつも後ろから周囲の人に見られているような恥ずかしい感じがしました。しかし「勉強を続けなければ合格はできない」という気持ちで、頑張って通い続けました。こうした経験から、「ありのままの自分を受け入れる」「不安があっても行動する」という、森田療法の考え方をあらためて実感したのです。

1963年4月にようやく和歌山県立医大に入学した後も、受験勉強からの解放感から遊びすぎ、大量の単位を落として留年しそうになり、一時的に神経症が悪化した時期がありました。無事進級後も、病院実習でみんなの前で患者さんを診なければならず、ほかの学生の視線が気になって冷や汗をかいたこともありました。緊張して先生の指導がときどきわからなくなるようなこともありましたが、一生懸命勉強しました。卒業したのはちょうど学園紛争の時代で大学は大変な状況でしたが、無事卒業することができました。

卒業後はこれまでの経験から心身医学への興味を持ち、同じように赤面恐怖症で悩まれ、ご自身も森田療法を受けたという九州大学の池見酉次郎先生の教室に入局しました。入局前はここも学園紛争の真っ最中でしたが、九州大学心療内科に入り、森田療法を深めていきたい一心で、紛争に巻き込まれることなく勇気を持って研修を続けることができました。この勇気も森田療法のおかげで出てきたものです。

学会発表で何度も冷や汗をかく

1970～1978年は、池見先生の教室で診療と研究に打ち込みました。医局では患者さんについてみんなで意見を出し合ったりして検討する「症例検討会」が行われ、教授を囲んで30人ほどのドクターや心理士が集まります。そのたびに逃げ出したいと思うことがよくありました。

学会発表や結婚式のスピーチでもあがったり、とちったりしたことがあって、冷汗は何度かいたかわかりません。医学博士の審査でも、多くの教授の前で説明せねばならず、あがって冷汗を大いにかきましたが、それも取得できました。

それでも私は水谷先生の指示に従って、家族や事情を知る親しい友人に「赤面恐怖症は治った」と伝えていました。

これが背水の陣となり、数々の難関を乗り切ることができました。

このように**ビクビク、ハラハラしながらでも必要なことができることを、私は「第1のゴール」と呼んでいます。私は現在、赤面恐怖症を含む対人恐怖症の患者さんにはまず、ここをめざすことを基本にアドバイスしています。**

悩んでいる人にとって、この段階が一番の修行のしどころの時期です。ここで挫折してしまう人も多いのですが、不安があるままでも乗り切れたし、人に認められる結果を残せたという実績を、たくさん積んでおくことが大切です。

周囲の人に、いよいよ告白する

さて、話を元に戻しましょう。

1983年に、私は現在のクリニックを開業しました。

この段階で私は家族や親しい一部の人以外には、赤面恐怖症であることを告白していませんでした。

この気持ちは同じ症状に悩む人でないとわからないと思いますが、**赤面恐怖症を含め対人恐怖症の人は、そのことを「他者に知られたくない」「知られたら嫌われてしまう」という強い恐怖感があります。**関西弁で言う「ええ格好しい」でもあるので、そう簡単には自分のことを告白できないのです。

実際、私は水谷先生の教えもあって、ごく親しい人には比較的早く告白できましたが、実は関係性が深まり、仲良くなってからのほうが告白しづらい、という患者さんは少なくありません。これが森田神経質の特徴です。人見知りというよりは、関係が深まると利害関係も深まるので、おおっぴらに話せず告白しにくいのです。結婚した相手にさえ本当のことを言えないという人も多いのです。

さて、**私がようやく、職場の人や他人に赤面恐怖症だと告白できたのは、何と50代になってからでした。**

きっかけは、水谷啓二先生の娘さんで精神科医の比嘉千賀先生や中学の同級生から、「悩んだという宝物を持っているのに、まだおおっぴらに告白できていないのですか」と言われたことです。私のクリニックが主宰する対人恐怖症の自助グループ「黒川タンブラーの会」を設けたことをきっかけに、「治療者である自分自身がまず、誰にでも告白できるようになり、その体験を患者さんに伝えることが欠かせない」と思いました。そこでこの会を告白の場としたのです。

そう決意してからは、講演や九州大学の心療内科やほかの大学で講義をするときに、必ず自分が森田療法を受け、赤面恐怖症を体験したことを話すようになりました。

2000年12月には九州大学心療内科の新聞（心療内科ニュース）でも自分の体験をあからさまに書きました。それを読んだ担当編集者の医師が驚いたのは言うまでもありません。

「ええ？　あんなに豪快に笑っていた黒川先生が？　対人恐怖!?　赤面恐怖!?　そんなの全然、知らなかった」というような感想が書かれています。

2003年には、出身大学である和歌山県立医科大学のクラスの同窓会雑誌でも同様に告白しました。さらに2008年には豊中市医師会雑誌に自身の体験を告白文として書き、2004年には森田療法学会で告白、その学会誌でも自分の悩みをあからさまに書いたのでした。

告白が心を解放し、考え方が建設的になる

「なーんだ、そんなことで悩んでいたのですか？」

「そんな風にまったく見えませんよ」

「そんなことを気にされていたんですか？」

「私も同じような症状で悩んでいますよ」


赤面恐怖症を告白した私に返って来た反応はおおむね、このようなものでした。

赤面恐怖症とまったく縁がない読者の方にとっては、当然の反応だと思います。


しかし悩んでいる人はこのような反応を受けたとき、よく「ひとつもわかってくれない」と言って嘆きます。そういう人は、**「周りは自分が思っているほど、気にしていない」ととらえてみるといいと思います。**こうした周囲の反応をそういうふうにとらえられることが、赤面恐怖症や対人恐怖症の人をよりよい方向に

導いていくのです。

対人恐怖症の人は、赤面や発汗、手の震え、視線に対する恐怖、頻尿、腹鳴（お腹がグルグル鳴ること）などの症状は自分だけが感じるものだと思っています。そして「これこそが病気の症状だ」ととらえ、恥ずべき、隠すべきものと思い込んでいます。

しかし、周囲にそれを告白すると、「えっ？　そんなことで？」という反応が返ってくる。すると、誰もが多少なりとも持っている自然なものだと気がつきます。このことがとらわれから心を解放するのです。

しかし、これは告白して初めてわかることです。**悩んで躊躇しているみなさんは、勇気を出して告白しましょう。それも、人が理解しにくいようなわかりにくい言葉や冗談めかして話すのではなく、具体的に真剣に告白してください。**

告白した後は人の言動に過度に反応したり、引っ込み思案になることがなくなります。さらに自分のことをどんどん他人に詳らかにできるようになると、これまで人に隠そうとしてきたエネルギーが、オープンで建設的な行動を起こすためのエネルギーに変わっていきます。

私の場合、他者にどんどん告白できるようになってからは、赤面恐怖症や対人恐怖症、パニック障害の患者さんに具体的にわかりやすく、しかも積極的に自分の体験を話すようになりました。

森田神経質だからこそ、他人が気づかないことを察知できる

もともと森田神経質の気質を持つ私の性格は、赤面恐怖症がよくなった今でも根底では変わっていません。細かいことをクヨクヨ気にするのも相変わらずです。患者さんのちょっとした変化や言動も気になります。

しかし、そのことが実際の診療に大いに役立っていることを実感する出来事がよくあります。その象徴的なものが摂食障害の患者さんの治療です。

摂食障害は心の問題が身体の症状となってあらわれる心身症の一つで、ダイエットや受験のストレス、人間関係のストレス、親子問題などがきっかけで起こる食行動の異常です。私は九州大学心療内科に在職していた時代から、３０００人以上の患者さんを診ており、今でも日本摂食障害学会でよく発表しています。

摂食障害は主に、痩せ細っても食べることを拒み、ますます痩せが進行してい

く拒食症と、拒食がある時点から突然、大量の食べ物を摂るようになる過食症の2種類が知られています。両方とも太ることが嫌なのは共通しており、痩せることに成功したのが拒食症、失敗して太ってしまったのが過食症とも言えるでしょう。「痩せていることが美しい」とする文化のある国で多く見られる病気で、そのほとんどが若い女性です。思春期の女性にも多く、世界的に問題となっています。

私のクリニックには摂食障害の患者さんが多く来院していますが、心身症の中でも治療が最も難しい病気の一つです。

特に拒食症の患者さんは命の危険にかかわるので、いかに食べてもらうかに苦渋します。体重が30キロを切っても、まだ増えることを嫌がるのです。

私はそのような患者さんを多く診療する中で、彼女たちがいよいよ体重が落ちてきて、入院が必要というときに、とても抵抗をすることに気づきました。30キロ前後でふらふらと死にそうになっていても入院だけは拒否するのです。

そこで私はその心理を利用した「黒川体重設定療法（ＫＴＷＴ）」という治療法

を考案しました。患者さんと合意のうえで入院しなければならない体重を設定し、「その体重を割り込んだ場合は入院」と伝え、体重増加に取り組む治療です。

30キロ前後になった拒食症の人の場合、ほとんどの病院・クリニックでは診療を断られてしまいます。たとえ摂食障害の専門医と称している医師でも治療を怖がって拒否してしまうのです。しかし、**私はすべての人が全治しないまでも、多くの拒食症の人を外来で診察し、回復させています。**死亡率も少ないほうだと思います。拒食症の人の入院拒否感が強いことに気づき、それをこのように治療法の足がかりにできたのも、私が森田神経質だからだと思います。

また1993年には『主人在宅ストレス症候群』（双葉社）という本を出版しました。テーマは夫が定年退職後に家にいると、それが妻のストレスとなって種々の病気になる、というものです。この症候群は来院する患者さんがめまいや頭痛、食欲不振、うつ症状などさまざまな症状を訴える背景を探るうちに気づいたものです。**これも私が森田神経質で、人の気づかないことを察知できたからでしょう。**

これを最初に発表したのは日本心身医学会近畿地方会の席でしたが、これを知った読売新聞の記者が取材に訪れ、新聞に掲載してくれました。それを読んだ出版社の担当者が飛んできて、同じ題名であっという間に本が出版されました。その後はＮＨＫをはじめ、ほとんどの民放のほか、イギリスのＢＢＣやドイツのＺＤＦ、ワシントンポスト、シカゴ・トリビューンなど海外の放送局に取り上げられたり、新聞にも掲載されました。

この中にはテレビの生放送もたくさんありましたが、日程の折り合いがつけば必ず出演を引き受けました。今でもテレビの取材はときどきあります。最近は楠木新氏が著作『定年後　50歳からの生き方、終わり方』(中公新書)の中で、この症候群を紹介してくれています(同書84～87ページ)。楠木氏は渡辺淳一氏の小説『孤舟』の本文に「主人在宅ストレス症候群」という言葉を見つけたとのことです。実際、私に渡辺氏からサイン入りのその小説が送られてきています。

生まれ変わっても今の自分がいいと思える

テレビ番組への出演などでカメラを前にして話すとき、周りの人に「先生が赤面恐怖症だなんて信じられません」と言われたりもしますが、実際にはかなりの緊張で収録前はドキドキ、ハラハラしています。それでもその場から逃げ出さずにやり遂げることができるのは、「不安こそ宝物」という考えで取り組んでいるからです。そして収録前には話す内容を繰り返し練習をして本番にのぞみます。そうして取り組んだ仕事は、まさに宝物となって自分のところに返ってきているように思います。

すでに私は全治したと言えるのでしょう。しかし、生まれ変わったわけではありません。**根底にある神経質な気質は変わっていませんし、あらゆることに敏感**

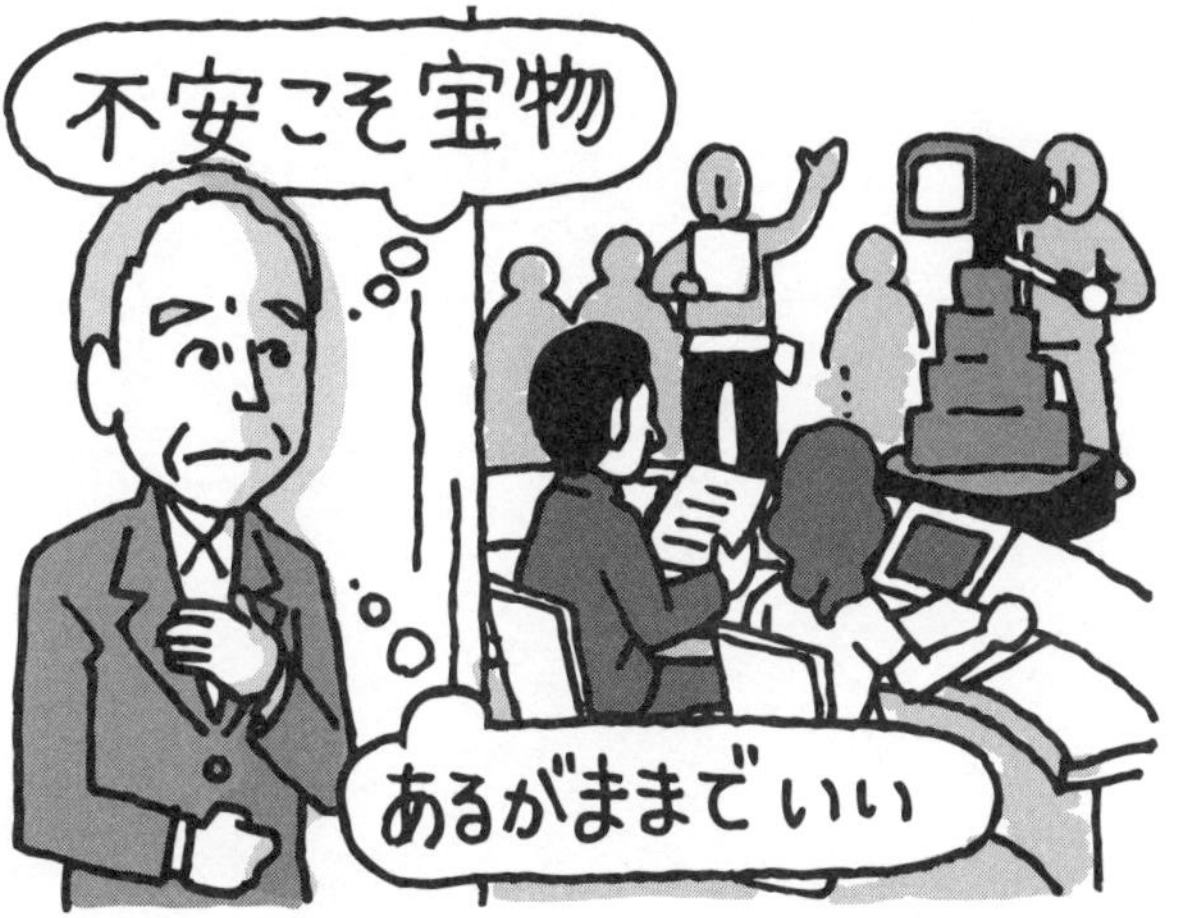

な部分もそのままです。大きく変わったとすれば、それは不安を自分のエネルギーとして、常に行動を起こしていることです。ちなみに、抗不安薬や抗うつ薬は一切服用していません。

今ではそうした生き方に誇りを持っていますし、不安を持つ神経質な自分をむしろ、大事に思っています。本当に「あるがまま」に生きているのです。

もし、魔法使いがやってきて、「何にも動じない、鈍感な人間に生まれ変わらせてあげましょう」と言われても、断るでしょう。

第2章

森田療法が効果的な対人恐怖症、強迫神経症、パニック障害

現代人が悩む多くの症状に有効な森田療法

私が長年悩んできた赤面恐怖症は、森田療法がとても効果的な病気だと知られています。

赤面恐怖症という名称は最近あまり聞かれなくなりましたが、近年、顕在化している対人恐怖症の中の一つの症状（赤面恐怖）です。一般には「あがり症」という言葉のほうがピンとくるかもしれません。**対人恐怖症の人は、本来人嫌いではなく、むしろ人が好きだからこそ「嫌われたくない」だけなので、対人恐怖という言葉は強すぎるかもしれません。**

日本の調査では対人恐怖症の患者数は、100万人以上いると言われています。また病気と診断されないまでも、その傾向がある人は10人に1～2人と高い確率で存在することが複数の調査でわかっています。戦前、森田先生が森田療法を実施されていた時代から、対人恐怖症の人は大勢いたようです。

この病気は、ひかえめで人とのコミュニケーションが苦手な日本人に多い、とされていたこともありましたが、そうとも言い切れないようです。アメリカでは一生の間に対人恐怖症にかかる人の割合は0・5～16％と報告されています。

ちなみにアメリカでは、大勢の人が来るパーティなどに出ることが怖い「パーティ恐怖」の人が多いという話もあります。実際、私がお会いした欧米人にも「あがり症で困っている」という方はいました。私が習っていた英語教師のH氏は、ビールを飲まないと大勢の人の前で喋れないというアメリカ人でした。

欧米人に真の森田療法を理解させるのは大変難しいと思います。しかし私は全世界の人に森田療法を知ってもらうことが夢です。

典型的な症状の数々

人前でスピーチをするときや初対面の人と話したりするときは、どんな人でも緊張するのが当たり前です。では、対人恐怖症のある人とそうでない人の違いはどこにあるのでしょうか。

通常、人と接することに不安や緊張があっても「何とかなるさ」と自分を鼓舞したり、あらかじめ、何度もスピーチの練習をしたりすることで、これを克服できます。同じことを繰り返しているうちに自信がつき、人と接することに慣れて不安や緊張が減っていきます。

しかし、対人恐怖症の人は何かのきっかけで不安や緊張が日増しに強くなり、多くの人前で喋ることが「苦手」から「恐怖」になってしまいます。

典型的な症状がいくつかありますので、代表的なものを挙げてみましょう。

まずは視線恐怖。これは人とかかわるのが苦手で他人から見られることが気になり、怖くなるというものです。悪化すると常に心の中で、「他人は自分のことを悪く言っているのではないか」「いつも自分の行動が監視されているのではないか」と感じるようになる人もいます。このため、相手の顔を見て話すことができなくなってしまうこともあります。

「話すときは相手の目を見て」と人はよく口にしますが、こうした〝決めごと〟が、よけいにプレッシャーになるのだと思います。森田先生はこの場合、目を見ずに相手の上着の第2、第3ボタンを見て話すようにと指導されています。

また、人前で話すことや初対面で話すことがストレスになるほか、話さなければいけない場面で言葉に詰まったり、どもり気味になったり、声や身体が震えたりします。

知らない人と電話で話すのが苦手な人は、自分が話している様子をほかの人に聞かれているのではないかと気になり、会社の電話が鳴っても不安と緊張から、なかなか受話器を取ることができなくなります。これは電話恐怖症と言えます。また、人と一緒にいると緊張で食事ができない会食恐怖症もあります。過敏性腸症候群のため人前でお腹が鳴るのが心配で、静かな場所が怖くなってしまうことで悩む人もいます。

さらに緊張や不安の感情が身体の症状としてあらわれることが少なくありません。私のように緊張する場面で赤面する人は多くいますが、赤面すると人に変だと思われ、嫌われるのではないかと不安になるのが赤面恐怖症です。

このほか動悸や吐き気、震え、発汗、めまいや息苦しさなどの症状が強くあらわれることもあります。書痙《しょけい》といって、人前で字を書くときに、その様子を見られているのではないかと感じて緊張し、手が震えてうまく書けない人もいます。

他人から理解されないことのつらさ

対人恐怖症の人が感じる緊張と不安はとても強く、簡単に消失できるものではありません。例えばスピーチでどもったり、言葉に詰まったりした経験は誰にでもあるでしょう。その結果から、「うまくできなかったな」と落ち込むこともまた、珍しくありません。しかし、通常はそれほど長くは引きずりませんし、「次は頑張ろう」と心を切り替えられる人のほうが多いでしょう。

しかし対人恐怖症の人は一度の失敗が恐怖となり、「二度と人前では話せない」と深刻なほど悩みます。「これでもう、だめな人と烙印を押されてしまった」「みんなが自分をだめな人間だと思っているに違いない」と、悲観的に考えてしまうのです。

悩み、悲観しながらまたスピーチをし、その結果、また失敗する。

それを繰り返すうちに不安と緊張はどんどん強くなり、やがて人前で話す場面を避けるようになるのです。具体的にはスピーチをしなければならない日に休むようになったり、人と話すことを避けたり、食事に誘われても断ったり、という行動をとるようになります。私もクラスメートの視線が怖く、学校を休みがちになり、電車にも乗れなくなった時期がありました。

このようなことを繰り返せば、当然、社会では孤立してしまいます。そのため会社を休みがちになり、結果的に退職してしまう人も少なくありません。学生の場合は学校生活になじめず、通学できなくなってしまうことも多いのです。

さらにもう一つの悩みに、そのつらさを周囲の人になかなか理解してもらえないということがあります。

誰でも多かれ少なかれ、人前で話すのは気が重かったり憂鬱なものです。苦痛に感じる人もたくさんいるでしょう。ですから周囲に不安を打ち明けても、本人にとって、「このままでは自分の人生は終わりだ」と悲観するほどの苦悩だとはなかなか気づいてもらえません。

また家族やごく親しい人の前では緊張しないため、障害で悩んでいるようには見えないのです。それだけに「あがりやすいだけ」「性格の問題」と言われたり、会社や学校に行けないことに対し、「なまけ病」というレッテルを貼られることもあります。これは本人が「私は対人恐怖症です」と周囲に伝えてはいるものの、具体的な症状はおおっぴらに告白しにくいことから誤解が生じてしまう場合が多いと見られます。

対人恐怖症の原因は「森田神経質」

対人恐怖症の原因は明確にはわかっていませんが、現在のところ、なりやすい気質（遺伝的要因）が大きく影響していると考えられています。

森田療法は対人恐怖症のほか、後で紹介する強迫神経症やパニック障害などにも効果的ですが、考案者の森田正馬先生はこうした疾患のある人たちには共通の特徴的な気質があることを発見しました。これを「森田神経質」と呼んでいます。

対人恐怖症の人に特有の不安や緊張を感じやすい気質は、この森田神経質のヒポコンドリー性基調（自分の心身の状態や変調などに過敏に反応する傾向を森田先生はこう呼んでいます）によるものです。

また発症の原因には、このようなりやすい気質に加え、育ち方などの環境が関連していると言われています。具体的には過保護な育ち方をした人や、逆に厳

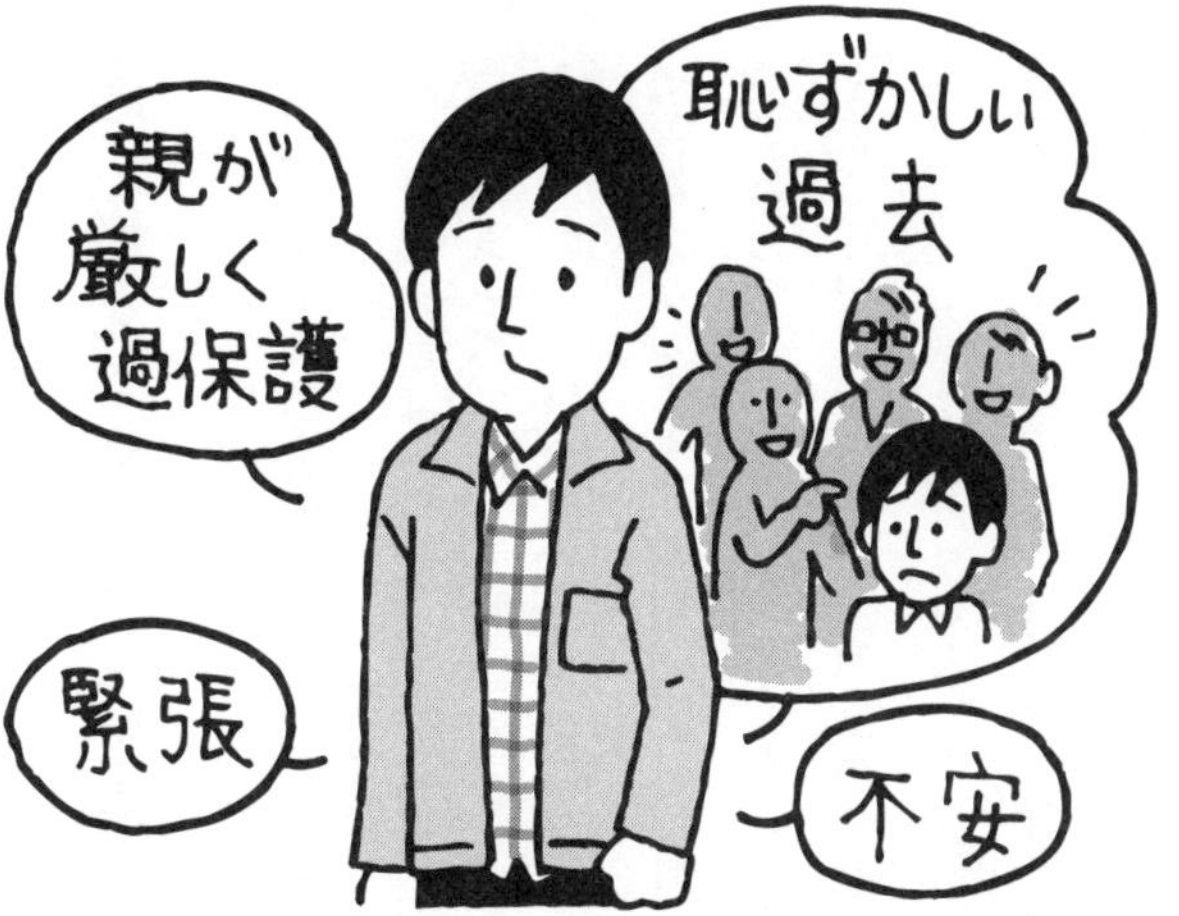

しく育てられた人に多いと言われています。

こうした原因がベースにあるところに、劣等感も加わり、恥ずかしい経験や緊張をした経験などがあると、それをきっかけに対人恐怖症を発症するパターンが多いのです。私のように、友達から顔が赤くなったことを指摘されて、以後、赤面恐怖症になったというのは典型的なケースです。

最近増えている強迫性障害

最近、強迫性障害の人が増えています。

強迫性障害とは「強迫観念」と「強迫行為」の2つが特徴的な病気です。強迫観念とは、頭から特定の考え、こだわりが離れず、それを取り除こうとして深みにはまってしまい抜け出せなくなるもので、それにさらに行動が伴うと、強迫行為となります。強迫観念と強迫行為を合わせて強迫性障害と呼んでいます。

両者ははっきり切り離して考えられませんが、最近の傾向では強迫観念だけでとどまることは少なく、強迫行為を伴うことが多く見受けられます。

森田療法で扱う症例は対人恐怖症が圧倒的でしたが、最近は強迫性障害が増えてきています。森田先生は強迫観念とは「常にある特殊のことについて、それを感じ思わないようにしようとするために、そのことに対して常に恐怖にかられるようになる」ことだと述べ、たくさんの恐怖症の種類を挙げておられます。不潔恐怖症、精神病恐怖症、縁起恐怖症、読書恐怖症……。これらに加えて赤面恐怖症などの対人恐怖症も加えられていますが、私の経験では、対人恐怖は別に扱ったほうがいいと思います。

最近多いのは、長時間にわたって手を洗い続ける強迫行為のある不潔恐怖症と、鍵かけやガスの元栓を締めたかどうかなどを何度も繰り返し確認する確認恐怖症です。不潔恐怖症の人は、何かものに触れた後、手がひどく汚いと感じ、何時間も手を洗い続けるため、ほかのことがまったくできません。外出もできず、会社や学校に行けなくなります。

あまりにも強迫行為が強い場合や重症化した場合は、森田療法だけでは治療が難しいこともあります。そうした場合は、私もSSRIに属する抗うつ薬パキシルなどを処方することがあり、それが劇的に効くこともあります。

第3章

不安を「あるがまま」に受け入れると症状が治っていく

不安を「あるがまま」に受け入れるのは森田療法だけ

第2章では対人恐怖症や強迫性障害、パニック障害など、森田療法が効果的な病気と症状について解説しました。

これらの病気に対しては薬を使った治療が多く実施されていますし、精神療法の一環として、認知行動療法などが行われています。

私が森田療法を推奨するのはこの療法がこうした標準治療に比べ、優れた方法であると確信しているからです。そして、森田療法はほかのどの治療法にもない特徴があります。

従来の治療は、わかりやすくいえば、患者さんの抱える不安や恐怖、緊張を軽減することで症状をよくしていこうというものです。これに対して森田療法は、

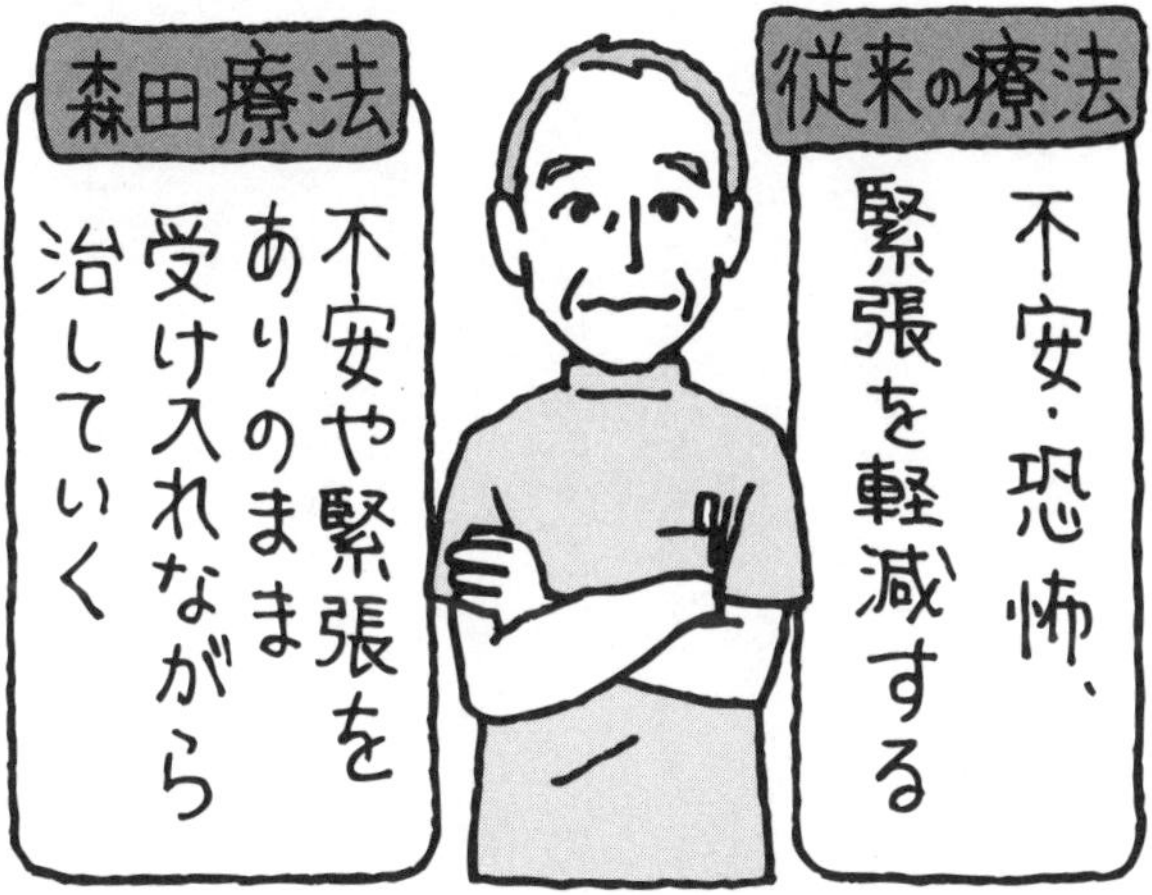
従来の療法
不安・恐怖、緊張を軽減する
森田療法
不安や緊張をありのまま受け入れながら治していく

不安や緊張をありのまま受け入れながら治していくやり方です。私の知る限り、このような治療はほかにありません。

この章では具体的に森田療法がどのような治療法なのかわかりやすく解説するとともに、私が外来で実施している方法を紹介していきます。

森田療法の考案者、森田正馬先生とは

森田療法のことを理解していただくためにも、まず、この治療の考案者である森田正馬先生を知っていただく必要があるでしょう。

森田先生は1874年に高知県香美郡兎田村（現・香南市）に生まれました。幼少の頃は父親から漢学を学び、仏教や東洋哲学に興味を持ち、将来は哲学者になりたいと考えていたといいます。

東京帝国大学医科大学（現・東京大学医学部）を卒業後は呉秀三博士の門に入って精神医学を専攻し、のちに東京慈恵会医科大学で初代の主任教授に就任されました。

1919年には「神経衰弱と強迫観念の根治法」を発表し、いわゆる森田療法を確立しています。

実は森田先生ご自身も、心臓神経症に悩んでいました。著書によれば少年時代、お寺の地獄絵を見て、あまりの恐ろしさに死の恐怖を感じたこと、その後も心悸亢進などの症状がたびたび起こり、医学部学生時代は坐骨神経痛にも悩まされるなどの体験があったといいます。こうした症状を抱えてあちこちの病院を受診した結果、東大の医師から神経症と診断されたのです。

しかし、医学生時代にたまたま父親からの送金が途絶えたことがあり、「つらい当てに死んでやろう」と服用していた薬も止めてやけくそで勉強したところ、好成績を修めることができ、おまけに苦しんでいた神経症の症状がとれてしまったというのです。

こうした経験を手がかりに、森田先生は神経症の仕組みを解明し、森田療法を考案したといわれています。

「こうでなければならない」というとらわれが原因

森田先生は、「神経症は身体にはどこにも異常はなく、他人からも病人には見えない。ただ、自分だけが耐えがたい苦痛に悩むもので、だからこそ、薬による治療では根本的に治すことができない。治療のために最もいい方法が精神的および生活的指導を通じて、今までの迷いから目覚めさせ、本当に生きがいのある生活を体得させることである」と説いています。

そして神経症になりやすいタイプには生まれつきの精神的気質があると分析し、それを「神経質」と名付けました。その後、これは森田神経質とも呼ばれるようになりました。

次のページに森田神経質の特徴をまとめてあります。

森田神経質の特徴

❶几帳面で羞恥心が強い。
❷自己内省力や執着心が強く完全主義。
❸よりよく生きようとする欲望（生の欲望）が人一倍強い。
❹これらの特徴のため、自分の心身の変調や人にどう思われているかなどに過敏に反応する傾向がある（これを森田先生はヒポコンドリー性基調と呼んでいる）。普通に言われる神経質と違い自身の身体的、精神的な不快感や異常感などに敏感で少しのことにこだわりやすい。

森田神経質による症状

▼誰にでもある生理現象、例えば胃のもたれや運動後の動悸などを病気ととらえたり、自分の言動や赤面してしまったことで嫌われたのではないかと過敏に考えてしまう。
▼さらにこれらの症状をなくしたり、とろうと思えば思うほど、ますます胃が不快になったり、動悸が強くなったり、顔が赤くなる（精神交互作用）。
▼この悪循環から抜け出せなくなり、それぞれの神経症（胃腸神経症、心臓神経症および赤面恐怖症など）になっていく。

森田神経質とは一言で言えば、「几帳面で細かいことを気にしたり、くよくよ考え過ぎる。その一方で、向上心や完全欲といった欲望が人一倍強い」という気質です。この気質の人には「よりよく生きたい」という強い欲望があり、だからこそ、他人からの目を気にしたり、「こうでなければ」という考え方にとらわれて、悩むことを繰り返すのだと、森田先生は説いています。

つまり**身体や心のちょっとした不調や変化を気にするのも、「よりよく生きたい」ことの裏返しともいえる**のです。

これは私自身もまったくその通り、と共感するところで、同じようなことでお悩みの人にも「なるほど」と納得がいくところではないかと思います。

神経症の苦しみの一つ、精神交互作用

神経症の人の特徴的症状として「精神交互作用」というものがあります。実はこれを克服することこそが、森田療法でいうところの、「あるがまま」「ビクビク、ハラハラしながら、やってみる」「不安を宝物にする」という考え方につながっています。

森田神経質の人は自身の身体的、精神的な不快や異常感、病的感覚にこだわりやすい気質に加えて、気になる不快感や異常感を取り除こうと注意を集中しすぎ、ますます異常感覚を鋭敏にし、注意の集中と異常感覚とが交互に作用して症状を強くしてしまうのです。これが精神交互作用です。

神経症の治療には森田神経質を陶冶、鍛錬し、この精神交互作用を断ち切ることが必要であると森田先生は述べています。

わかりやすくいうと、いろいろなことを気にし過ぎてしまう人に「気にするな」と言ってもどうしても気になることをやめられません。ですから**不安、緊張などがあっても「あるがままに受け入れて生きていこう」**ということなのです。

日本人はよく口下手で、恥ずかしがり屋といわれます。森田療法はこうした日本人の特徴を生かした治療とも評価されてきました。それまでの治療法は不安や緊張を取り除くことに主眼を置くものだったのに対し、「ありのままでいい」とする森田療法の考え方は画期的だったのです。

薬やお酒だけでは根本解決しにくい

森田療法は原則として薬物は使用せずに実施します。私自身、抗不安薬やSSRI、抗うつ薬などを服用したことはほとんどなく、そのままで治ってしまったのです。しかし、こうした本来の「森田療法原法」は、実施しているところが少ないのが現状で、私のクリニックでも行っていません。

薬物治療についての私の考えは次のようなものです。

薬物なしで、普通の生活ができればそれがベストです。しかし、それがうまくいかず家に閉じこもってしまうよりは、最初は薬を服用しながらでも通勤や通学を可能にするほうがいいと考えています。そして徐々に薬物を減らしていくのがいいでしょう。

不思議なことに、森田療法を理解し、黒川タンブラーの会にずっと出席しているような人は、初め服薬していても、だんだん薬から離れていきます。ですから、「薬による治療は受けたくない。ぜひ、森田療法でよくなりたい」と希望されるのは当然だと思います。そうした意味でも森田療法は注目すべき治療法です。

それからお酒の力で緊張を取り除こうとする人もいます。「結婚式のスピーチは緊張するので、アルコールの力を借りた」などという話もよく聞きます。確かにアルコールは手っ取り早く気を大きくするかもしれませんが、それに頼って飲みすぎるとアルコール依存になることがあります。

また、これは私の考えですが、アルコールに頼って対人恐怖症を解消しようとしても、それは一時的なもので、長期的に見て本当にプラスになる体験をしたことにはならないと思います。

薬もお酒も、効果はその場限りのものでしょう。それよりも不安を受け入れながら、行動することに慣れるのが一番いいと思います。

心理的ストレスで悪化する喘息などにも森田療法が有効

森田療法は多くの心身症に効果があることがわかっています。

心身症とは心の問題が関与していることが大きい身体の病気の総称です。例えば気管支喘息は主にアレルギーが原因で起こりますが、心の緊張や人間関係の不和など、心理的ストレスによって悪化することが知られています。またストレスによって起こる過敏性腸症候群も心身症の症状の一つです。さらに高血圧や糖尿病など、多くの身体症状にも心の問題が関与しているケースは多く、さまざまな病気が対象になります。

気管支喘息や過敏性腸症候群の患者さんに森田療法を実施し、改善したケースは数多くあります。こうした病気は薬だけではよくならないことが多く、森田療法は治療として有効だと思います。

森田療法で効果が得られる病気の分類

森田療法の適応疾患（神経症）

a 普通神経質

不眠症、胃腸神経症など

b 強迫観念（恐怖症）

対人恐怖症、雑念恐怖症、不完全恐怖症

c 発作性神経症

不安神経症、心臓神経症

森田療法の適応疾患（心身症）

a 心身症（Ⅰ）

過敏性腸症候群、慢性胃炎、胃下垂、神経性嘔吐、腹部術後障害、胆道ジスキネジー、神経性食欲不振症（とらわれ）、発作性頻脈、神経性咳嗽、神経性乏尿、過敏性膀胱、更年期障害、自律神経失調症、片頭痛、外傷後症候群、書痙、筋痛症など

b 心身症（Ⅱ）

気管支喘息、糖尿病、慢性肝炎、慢性関節リウマチなど

効果が高いのは「実体験による体得」だから

森田療法では何より、実体験による体得を重視しています。患者さんが実際に森田療法に取り組むことで自分の病気の特性に全身で気づき、とらわれをなくしていくプロセスを実感できるからです。

集団生活での作業、日記指導などによって行われるこのプロセスを、森田先生は「人間の再教育というようなもの」と言っています。

では実際の森田療法とはどのようなものでしょうか。ここであらためて原法の治療について紹介していきたいと思います。

①　5～7日間は寝たきりにする

まず、原法の治療では森田療法は必ず入院して受けます。

5～7日間は寝たきりでいなければならず、起きることは許されません。これを「絶対臥褥《がじょく》」といいます。

この間、読書やテレビの視聴、会話、面会など気を紛らわすことは一切禁止で、食事やトイレ、入浴のときだけは起きることを許されています。

絶対臥褥は疲労回復や安静のために行うのではありません。とらわれた心から逃げずに、自分と向き合うことでひたすら不安、恐怖などを正面から受け止める期間で、その後の態度の基本を構築するのです。

また、絶対臥褥には退屈さから、作業する意欲を高めておく効果もあります。じっと横になっていると、嫌でも自分のこれまでの生き方を振り返らざるをえなくなります。嫌なことや忘れていたことも、次々と思い浮かぶこともありますが、気晴らしもままならないので逃げることはできず、それらと向かい合うことになります。

② 作業の開始

数日間、横になっていると、何かをやりたくてたまらなくなります。廊下や外から聞こえる人の声、鳥の声などにも誘われ、外に出たくてうずうずしてきます。この時期から、作業という段階に入ります。

何かやりたくて仕方がない時期ですので、患者さんは喜んで「やること」を欲します。作業はどんな仕事でもいいのですが、まずは落ち葉拾いなど軽いものから風呂焚き、調理、洗濯、掃除などと徐々に重い作業に移行していきます。何をするにも全力を尽くし、「こんな行為に何の意味があるんだ」などの価値批判があっても、そのままで「作業そのものになりきる」ことを重視します。

作業そのものになりきるというのはなかなか難しいものですが、たとえとらわれがあっても、嫌々でもそれを行っていると、「それらの感情を持ったままでも何でもできる」という体験を得ることができます。

この段階を経た後は、だんだん重い作業を自ら見つけるようになっていきます。私の場合はどぶ掃除でした。初めは嫌々やっていたどぶ掃除でしたが、いろいろと工夫してうまく行えるようになると、次第にこの作業が楽しくなり、没頭しました。周囲の目などまったく気になりませんでした。むしろ、この作業が非常に心地よいものだったことを記憶しています。やがて、いかに効率よく泥やゴミを取り除けるかをひたすら考えるようになり、専門家が使うような道具まで手作りした経緯は、冒頭でご紹介した通りです。

③ 治療者の指導

治療者は患者の言動に注意し、問題があればその場で指摘をします。

例えば「何も考えずに枯れ草に水をいつまでもやっている」などの無駄な行為は注意の対象になります。作業そのものになりきっていない様子が見られたときも指導をします。

さらに日記指導も行われます。患者は毎日、その日の作業や気づいたことを日記に記録していきます。その際、事実を中心に書いて感情的なことはあまり書かないようにします。治療者はそれを読み、「とらわれている点」を中心に朱字で訂正し、指摘します。

こうした日々を繰り返していると、不安や緊張など気になる症状があると感じていても、それを消そうとすることをせずとも、そのまま、ありのままで作業ができることを体得します。このプロセスを経て治っていくのです。

なお、この原法に従って森田療法を行うと、2～3か月の短期間で変化し、治癒していくことが多いことがわかっています。

森田療法を受けられる入院施設は少ない

体得によって治っていく森田療法は非常に魅力的な治療です。治療内容を読まれ、ぜひ、森田療法を受けてみたい、という方も多くおられるのではないかと思います。しかし、森田療法の看板を掲げている医療機関は少なくありませんが、入院して治療ができる施設はほとんどないのが現状です。森田療法の理論を話したり、あるいは森田療法の本を読んでもらうことを治療の一環としているところも多いのです。

例えば対人恐怖症の症状の一つ、書痙などは「とらわれ」が強いために起こるもので、これを読書などで取り除くのは難しいといわれています。

原法にしがたって森田療法を実施するには入院での治療が必要になりますが、

それが可能な施設は私が知る限り、森田先生が教授を務められていた東京慈恵会医科大学精神科、浜松医科大学精神科など、ごくわずかです。けれど、すべてが行き届いた都会の最新ビル式の病院に入院しても、清掃や給食などの作業員がきちんと配備されており、私のようにどぶ掃除などで作業になりきる、という経験はなかなか難しいのも現状です。

私も森田療法を受けた者として原法の治療ができないかと考えました。しかし、入院施設を持たない当院では、これが難しいのです。そこで何とか外来治療で行う方法はないものかと考えました。

そうしてさまざまな試みを行い、ようやく効果的な手法を確立し、1998年年頃より「森田療法変法」として、患者さんに実施しています。

ここではそれがどんな方法か、具体的に説明していきましょう。

外出恐怖がある人に効果的な「歩行訓練療法（森田療法変法）」

森田療法では作業を重視し、作業になりきることであるがままを体得します。しかしすでに説明した通り、設備が整った病院で作業を探すのは極めて難しいものです。

そこで私は作業に代わるものとして、思い切って「歩くこと」のみに限定した「歩行訓練療法（森田療法変法）」を考案しました（「歩行・森田」と略す場合もあります）。

これはパニック障害などで外出恐怖の症状がある方にとても効果的です。

パニック障害の方は電車など外へ出られない密閉した場所でパニック発作を起こした経験から、「また、あの発作が起こったらどうしよう」という強い不安（予期不安）が起こるようになり、外出が怖くなってしまうパターンが多いです。

患者さんによってはこの予期不安から、何年もひきこもってしまうようなこともあり、買い物もできず、仕事をしたくてもあきらめているような方も多くおられます。

この歩行訓練療法は、そうした重いケースの患者さんにも効果があるのです。森田療法では薬を服用しないのが原則ですが、強い外出恐怖のある方は、初めは抗不安薬やSSRIを飲んでもらうこともしばしばあります。

歩行訓練療法（森田療法変法）の進め方

それでは歩行訓練療法をどのように進めていくかをご説明しましょう。

①主治医と目標地点を決める

まずは主治医と、距離を考えながら目標地点を決めます。

もちろん、最初からゴールまで到達することを目指すわけではありません。少しずつ距離をのばしていき、最終的にゴールすることを目標にします。

患者さんは電車やバスに乗れずに困っていることが多いので、目標地点は駅やバス停などが適当です。自宅から歩いて片道20～30分くらいのところで決めていきます。

②　歩くコースを決める

次に歩くコースを決めます。

日によってコースを変えてしまうと、どれだけ歩けたか距離ののび具合がはっきりしません。これは治療法であり、ただの散歩とは違うので、とくに初めのうちはコースは一定にしておきます。

なお、自宅から駅や停留所までの距離が近すぎる場合は、患者さんと相談のうえ、遠回りするコースを検討したりします。

③　歩く時刻を定める

歩く時刻を定めたほうが実行しやすくなります。

午前10時頃や午後2時頃、というふうにだいたいの時刻を決めておいて、まず1日に1回、歩いてもらいます。

④歩くスピードは自由

歩くスピードは本人に任せます。日によって歩行の速い遅いはあってもかまいません。

⑤一人で歩く

原則として一人で歩いてもらいます。人や犬と一緒だと、それに頼ってしまいます。自転車なども使ってはいけません。

⑥徐々に距離をのばしていく

すぐに目標地点まで歩かせることはしません。実際、それは外出恐怖の患者さんには難しいことです。歩行可能な距離から始め（5メートルからでもよい）、どんなに調子が悪くても徐々に目標地点に向かって本人のペースで可能な距離をのばしていってもらいます。

⑦ 昨日歩いた距離は、今日必ず歩く

この項目は非常に大切で、この治療の骨子となるべきところです。

大切なのはどんなに不安があっても、雨天であっても、歩きたくなくても、嫌々ながらでも昨日の到達地点までは今日も歩くということです。猛暑酷寒の日でも傘や帽子、防寒着などを着用して歩行します。

ただし高熱や重篤な身体の病気がある場合は中止します。

⑧ 目標地点まで歩けるようになったら1日2回に

時間をかけて目標地点まで歩けるようになったら、時刻を変えて1日に2回、2回歩くことを始めます。目標地点が駅や停留所になっていることが多いので、歩く代わりに乗り物に乗ってもいいでしょう。これにより、乗り物にも乗れるよ

うになっていきます。その場合は最初は1駅だけにして、距離を徐々にのばすようにします。可能であれば、必要に応じて買い物などをしてもいいです。

歩行と乗り物で遠方まで行ける頃には、外出恐怖はかなり改善されていますので、治療も少々、ラフに設定して、歩行のコースを変更するなどの融通を持たせることもあります。

このように訓練を続けるうち、患者さんは「不安があっても外出できる」ことを体得し、それと同時に今までできなかった家事やほかのさまざまな作業ができるようになっていくのです。

症状の改善より、歩けたかどうかが大事

歩行訓練療法では、患者さんに1〜2週間に1回など、定期的に受診をしていただき、歩いた距離や症状などを話してもらいます。この治療法が適応するのは神経質で真面目な方が多いので、まず、嘘偽りなくきちんと毎日歩き、乗り物に乗ってくれます。

主治医が大事なのは、訓練の評価を正しく行うことです。特に一貫して重要なのは、その効果を症状が緩和したかどうかで評価するのではなく、目標通りに歩けたか、乗り物に乗れたかで評価をすることです。

歩けるということはとらわれが少なくなり、徐々に何でもあるがままに、できることが増えているということです。不安はそのままで実行できることを学ぶのがこの療法の目的でもありますので、目標に向かって歩けたことがイコール、症

状の改善を意味していることになります。

治療を通じて、徐々に歩行以外の身辺の作業も増やす方向に指導していきます。この訓練では**20年来、一人ではまったく外出できなかった患者さんが、一人で外出し、電車に乗れるようになったケースもあります。**

この患者さんの詳細は第5章で紹介していますが、治療後はどこにでも行けるようになり、アルバイトや遠方に住んでいる家族の見舞いなどにも一人で行っています。このケースのように森田療法で全治した患者さんは全員が入院せずによくなっています。

興味深いのはこうした患者さんは外出恐怖やパニック発作に特有の動悸の症状が徐々に減っているわりに、不安自体はあまり減っていないことです。

患者さんは、「ドキドキしてもかまわないと思うと、かえって動悸をしなくなっ

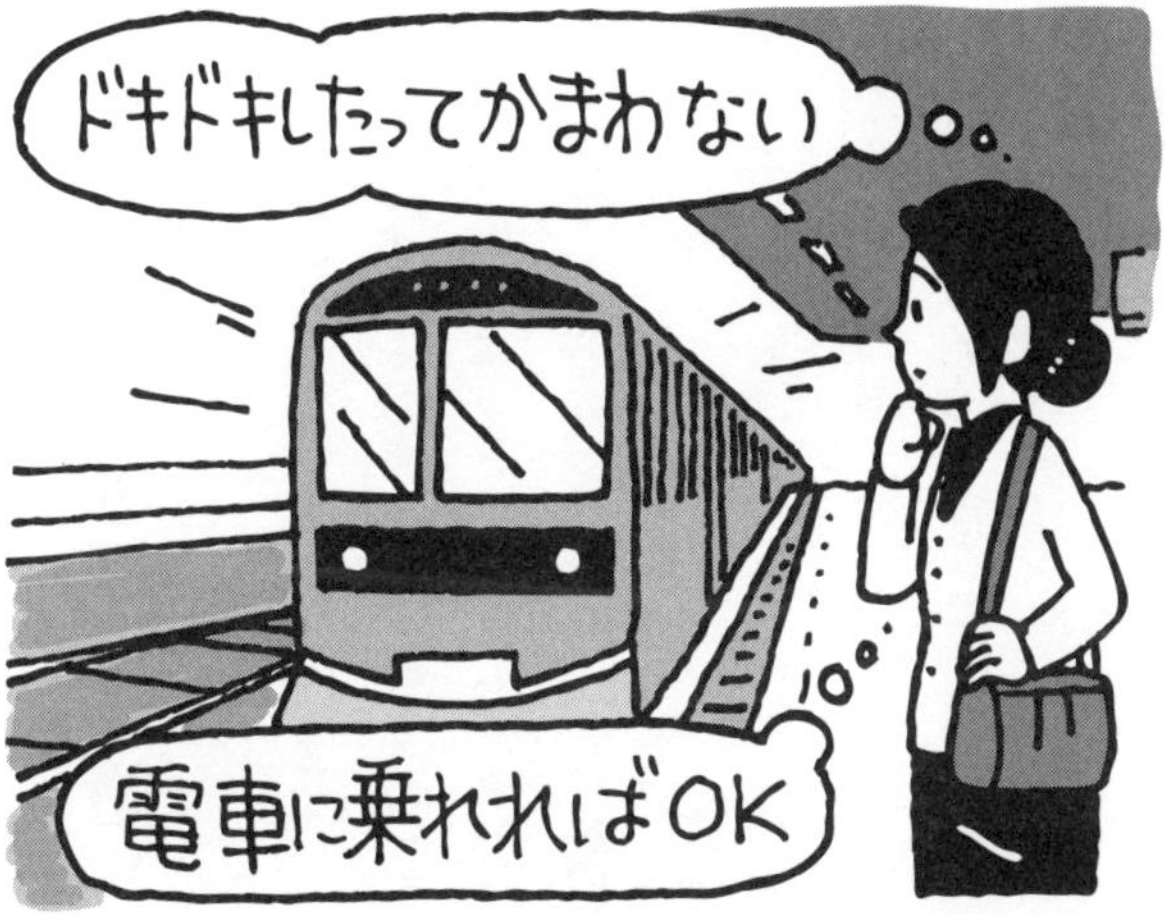
ドキドキしたってかまわない
電車に乗ればOK

た」「家族がいなくて不安だったが外出できた」などと気持ちを表現しています。

読者のみなさんはすでにお気づきかもしれませんが、これこそがすなわち、森田療法が示す「不安があるまま」「ビクビク、ハラハラしながらも実行できている」ことの証明です。

とらわれている最中は閉じているか半開きの傘の状態

「とらわれている状態」はたとえると、閉じたまま、あるいは半開きの傘のような状態です。そして歩行訓練療法は傘の1本の骨と同じです。つまり、歩行ができたり、電車に乗れるようになるのは1本の骨が開いたようなもので、その1本がしゃんとするのと連動して、ほかの骨も開いていきます。その結果、人とも会えるようになったり、親子関係、夫婦関係などもうまくいくようになったりします。そうして最後には、すべての骨がしっかりと開き、パッと傘が張るように心も開いていきます。

私は患者さんを通してこのようなケースを数多く見てきました。先の患者さんはその典型的な例といえるでしょう。

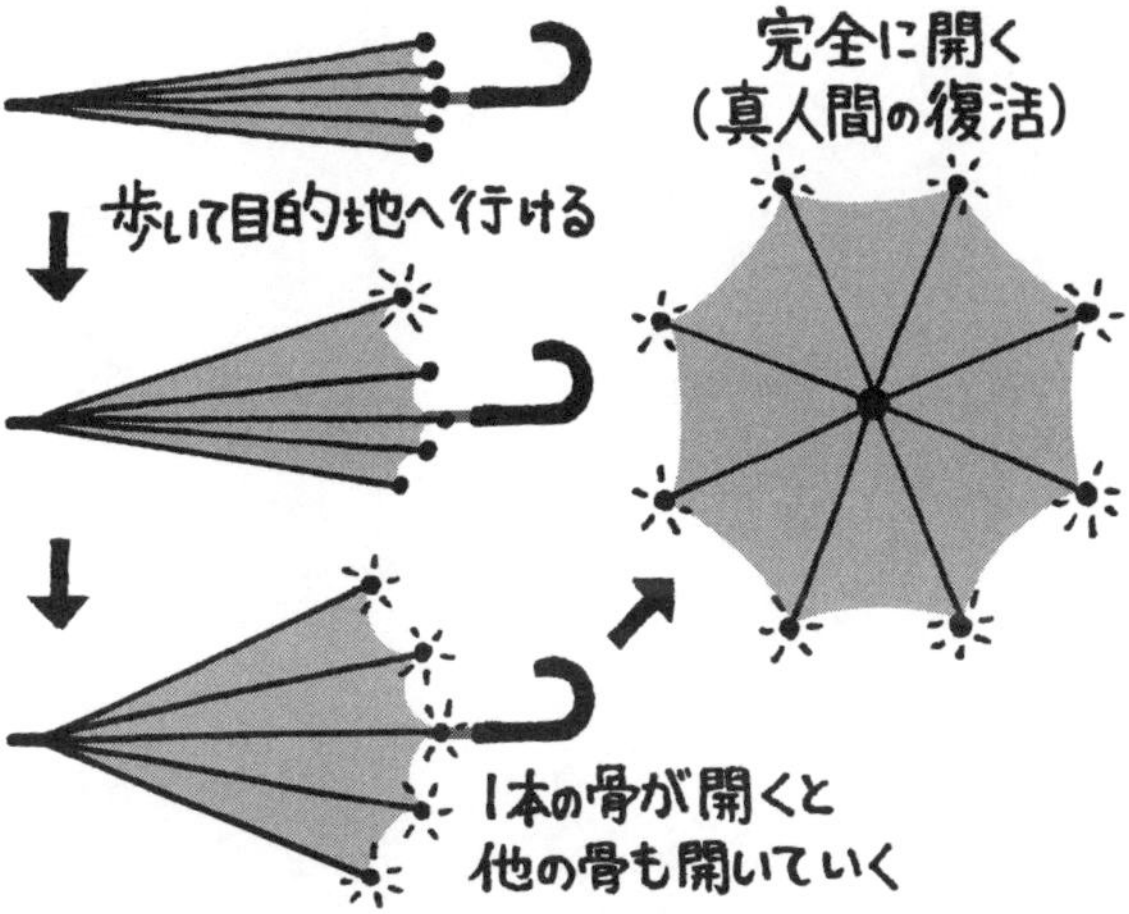

私自身、森田療法を体験し、このことを実感した一人です。赤面恐怖症が治るとそれだけでなく、ほかのいびつなところがたくさんとれて、人間関係だけでなく、受験や医学部での勉強、その後の研究、結婚などさまざまなことも解決していきました。

私に森田療法を指導してくださった水谷啓二先生は、すべての点がよくなることを「真人間の復活」と言っていましたが、これはまさに傘がパッと大きく開いた状態だといえるのです。

対人恐怖症には、悩みの告白が有効

森田療法では治療を受ける患者さんたちが、互いに自分の経験や考えを話す機会を設けます。私が入寮した啓心寮でもこうしたことが行われていました。同じような悩みを持つ人たちの中では比較的、自分が赤面恐怖症であることを告白しやすく、これもまた、症状の改善効果に大きく貢献したように思います。

私のように赤面恐怖症などに悩む対人恐怖症の人は、それを周囲に知られることに強い恐怖を感じています。本当のことを知られたら、嫌われたり変に思われるに違いない、というとらわれがあるのです。ですから他人に対人恐怖症であると告白するのはとてもハードルが高く、なかなか話すことができません。家族にも何十年も秘密にしている人も珍しくないのです。

しかし**勇気を出して告白してみると、嫌われるどころか、誰もそんなことには驚きはしないことがわかります。**むしろ、「えっ？ そうなの？ 全然わからなかったよ」という反応が多いのです。場合によっては、「実は自分も同じような悩みがあって……」と告白されることもあります。その結果、**本人は気持ちがとても楽になり、ビクビク、ハラハラしながらも、人とかかわることが積極的にできるようになっていく**のです。

このプロセスを外来診療で行うのが自分の悩みをあからさまに述べる「告白療法（森田療法変法）」（「告白・森田」）です。

治療の核となる告白療法(森田療法変法)

私の体験から、対人恐怖症（赤面恐怖症など）が全治する（完全に治る）には、自分が悩んだことをおおっぴらに告白することが必須のように思います。これは対人恐怖症の人にとって極めてハードルの高い訓練ですが、治療の核心をついていると思います。

告白が、なぜ高い治療効果をもたらすのかは、次ページの図〈赤面の状況と告白の関係〉を見ていただくとわかりやすいと思います。告白をすることで、あるがままの自分を受け入れることができ、そこから「緊張してもやればいい」「赤面してもかまわない」などと思えるようになっていきます。

〈赤面の状況と告白の関係〉

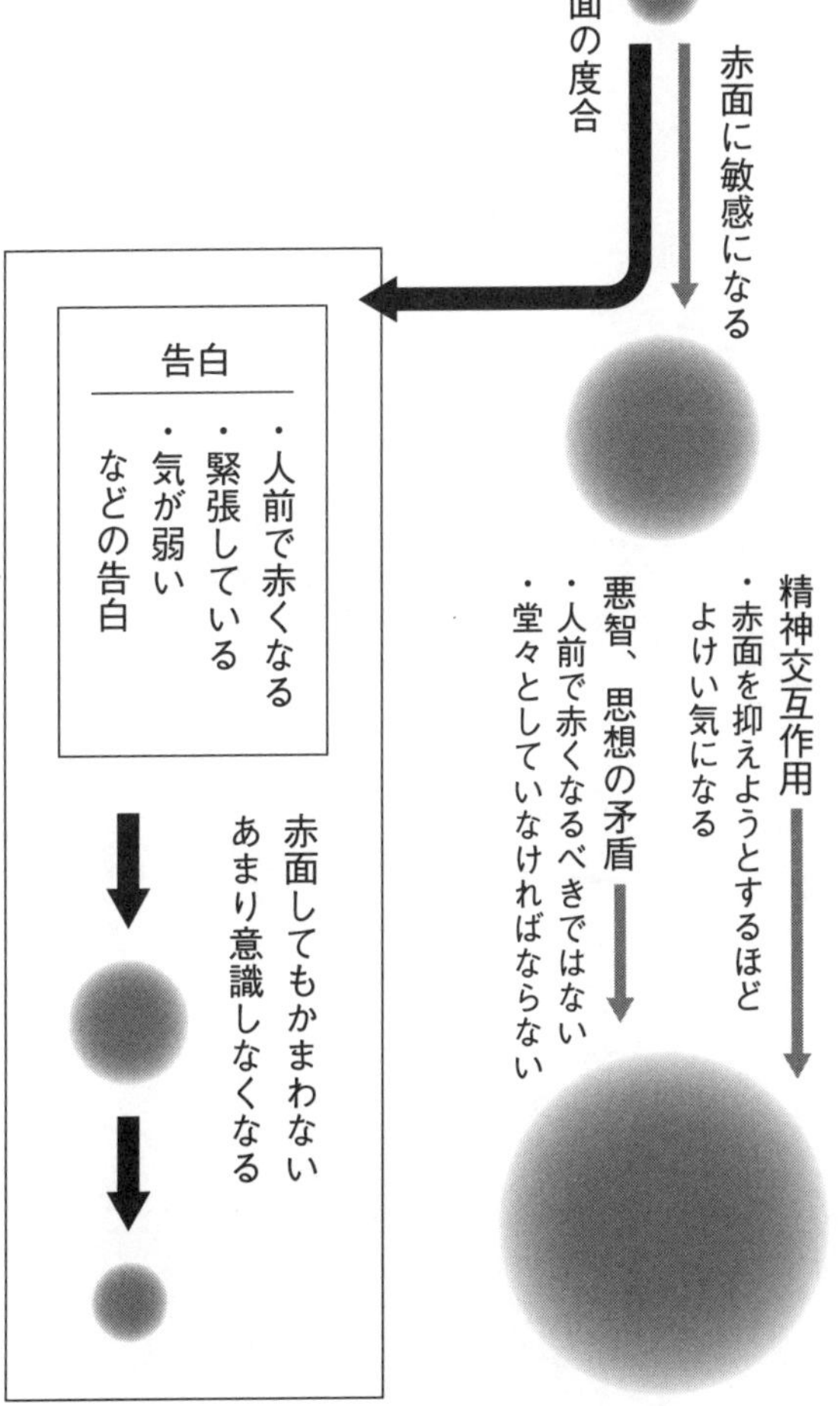

しかし、患者さんの状況によっては森田療法を受けることは難しい場合もあるでしょう。そこで、第2の治療ルートを考える必要があります。

98、99ページの図〈赤面恐怖症全治の過程〉は、私がたどった第1のルートのほかに、第2のルートとして森田療法を受けずにゴールをめざす方法を考え、その過程をチャート化したものです。診察を受け、私の体験記や森田療法の本を読んだり、「黒川タンブラーの会」（100ページ参照）に出席しながら逃げずに徐々に告白する人や機会を増やしていく、というやり方です。開始直後は薬物療法の併用も必要になるかもしれません。このようにして学生なら学校、一般の人なら仕事やアルバイトにつくようになれば第1のゴールに着けたと考えます。

ここから先は第1、第2ルートともに同様のプロセスです。ビクビクハラハラしながら、すべきことをする、その積み重ねです。この段階では消極的でもいいので、学生なら勉強、一般の人なら仕事に打ち込んで実績を積まなくてはなりません。

この段階でも、さらに告白のチャンスがあれば実行していきます。そのうちに自分たちの悩んだことや体験をすっかり話す機会が必ず訪れます。その機会を逃さずに、勇気を出しておおっぴらに告白することです。

この段階を示すのに「恐怖突入」という言葉があり、森田療法学会でもよく使われています。恐怖突入とは不安があってどうしようもない状況でも、恐怖があるままでその中に突入していき、実行することです。森田先生も1、2度は使われた言葉ですが、水谷先生からは一度も聴いたことがありません。

けれどこの言葉には、恐怖突入して実行すれば、すっかり治って不安がとれるというニュアンスが少しあるので危険です。

それよりもビクビクハラハラしながら根気よくするイメージのほうが適切だと思います。

赤面恐怖症全治の過程（第1のルート）

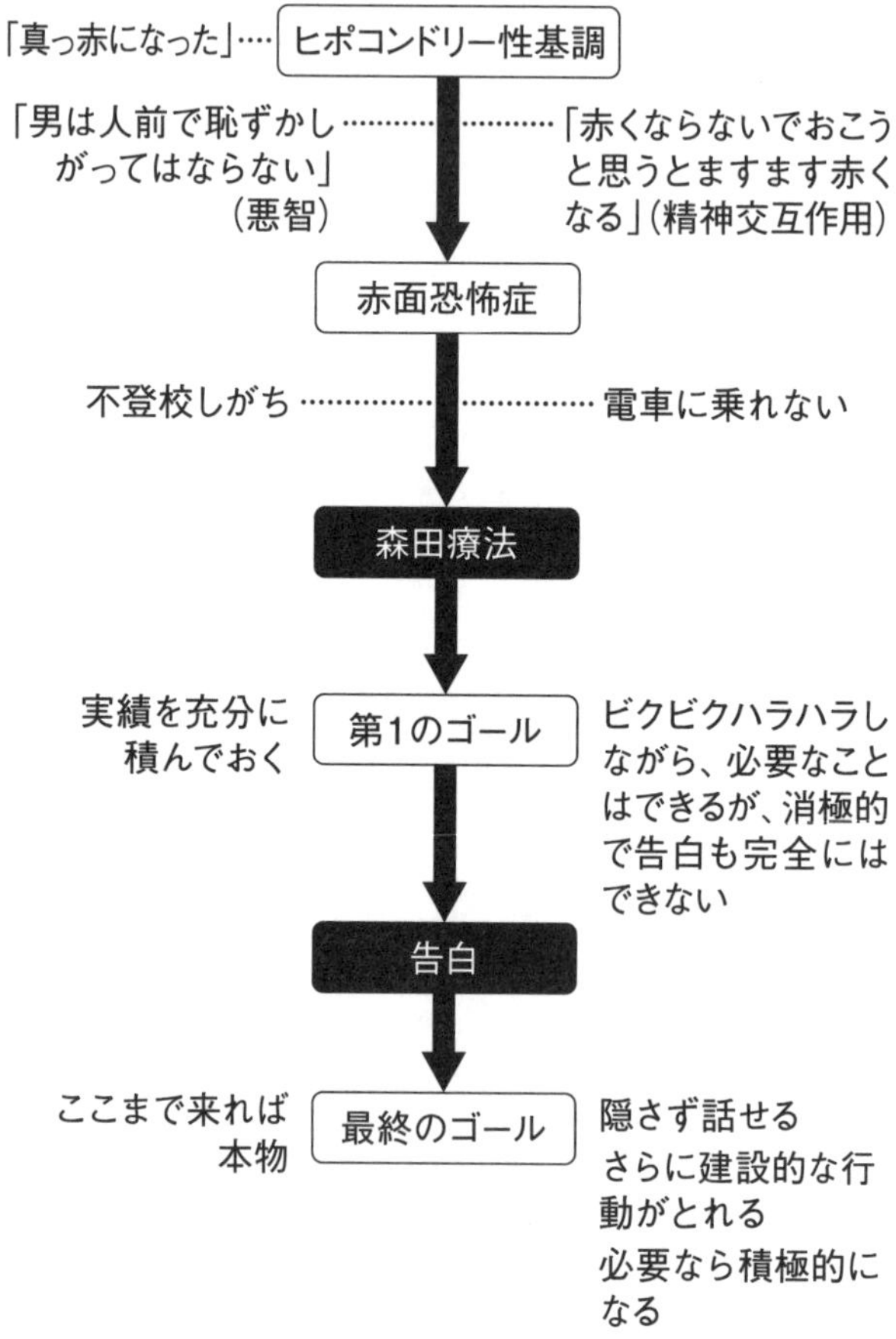

赤面恐怖症全治の過程（第2のルート）

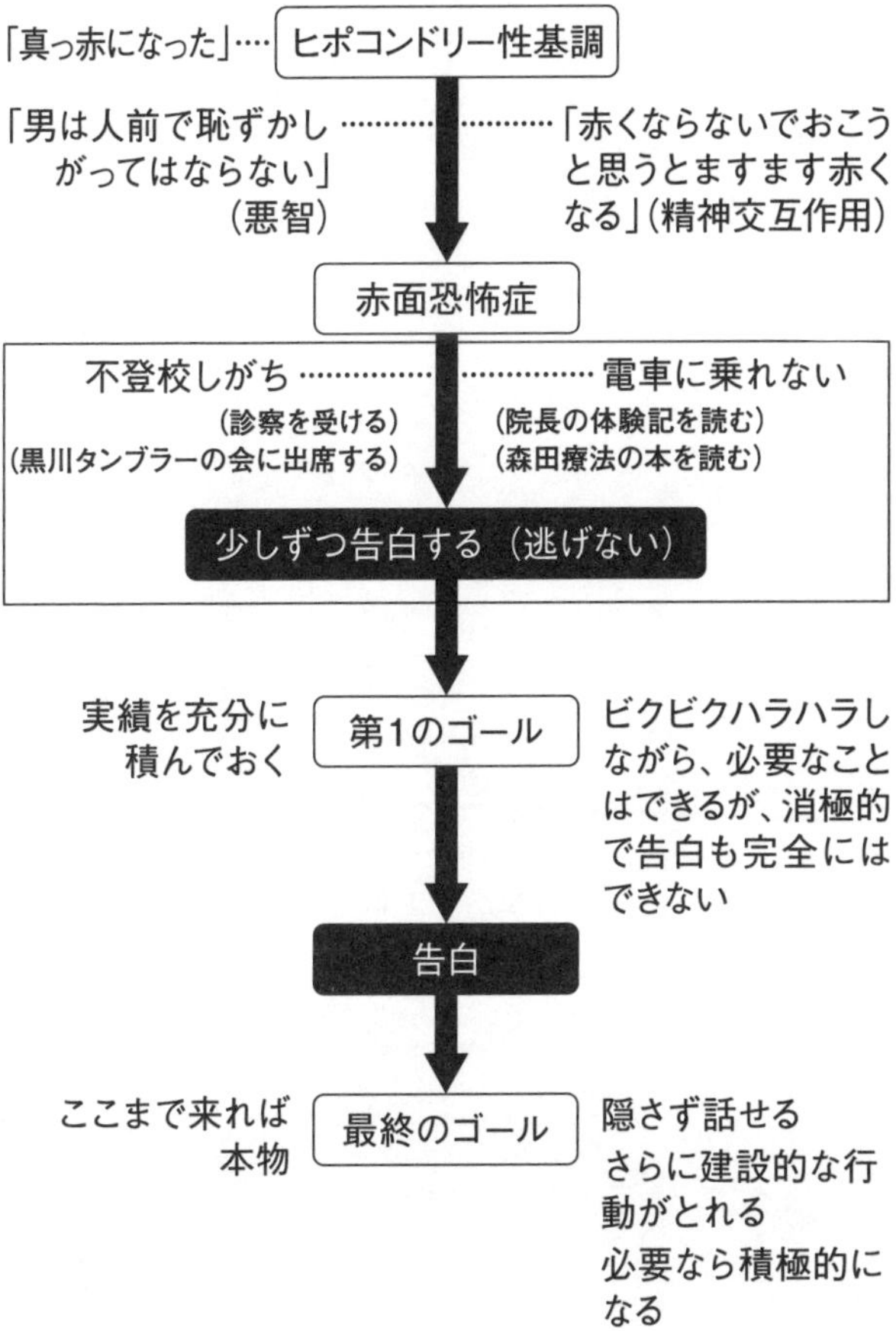

「告白療法（森田療法変法）」を行う「黒川タンブラーの会」

対人恐怖症に対して、私の実施している森田療法では主に告白療法（告白・森田）を自助グループで行う集団療法の一環として行っています。

その名称は「黒川タンブラーの会」。最近は偶数月の日曜日または祝日に2時間ほど、当院の集団療法室で実施しています。

人とのかかわりを避けてきた人たちは簡単に告白ができません。実際、多くの人は結婚相手や子どもにも、対人恐怖症であることを隠し続けているケースが多いのです。その場合、自分を偽って生きているので、本人は苦しいし、配偶者も本音をさらけ出したときのような対応ができていないでしょう。

そのため、まずは第一の目標として、黒川タンブラーの会で同じような悩みを持つ人に自分の経験を少しずつ告白してもらい、だんだん家族や周囲の人に告白していくようにします。この治療で治った対人恐怖症の患者さんはたくさんおり、そのほとんどは初め薬を服用していても日が経つにつれ、薬を使わずに日常生活を過ごしています。

私もそうですが、治ると執着心が外へと向き出し、粘り強さへと変わり、職場、学校などでも人間関係や多くの点でさまざまな実績を残せるようになります。

ちなみにタンブラーとはもともとは底の丸いコップのことですが、ここでは「起き上がり小法師《こぼし》」のことを指します。対人恐怖症などのある森田神経質の人は、ちょっとしたことで緊張や不安を持ちやすく、心が揺れたり、ときにはそれによって打ちのめされたりします。

しかしビクビク、ハラハラ揺れながらも、ありのままで必要なことができる人になろう、倒れても倒れても、起き上がり小法師のように起き上がって粘り強く物事をやりとげようという願いをこめてつけました。このようなロゴマークを用いています。

告白療法で効果が期待できるのは主に対人恐怖症の患者さんですが、黒川タンブラーの会にはパニック障害や強迫性障害などで困っている人もときどき参加します。

また、私のもう一つの専門領域である摂食障害で対人恐怖症のある人もときには参加され、効果を得られている人もいます。

告白療法が合うかどうかは診察したうえで判断します。ハードルの高いことといはいえ、同じ悩みを持つ人の中での告白ですから、一般人の中での告白より容易です。しかし、ご本人の同意がなければ参加には至りませんから、その点を確認します。もちろん、効果があると思われる患者さんたちには、参加を拒否されても、粘り強く勧めています。

なお治療を行う際、左ページのようなアンケートを行っています。まだ改善の余地はあるものですが、みなさんも試してみてください。最終質問の11は、どれくらい治っているかの指標です。ちなみに私は自分を0だと考えています。

告白療法(森田療法変法)のアンケート
—社交不安障害が完治するために—

対人恐怖症で悩んでいる人は、すぐ人に自分の症状(例えば赤面する)を見抜かれていると思ってしまいます。そこで、話す相手にそれを確かめた上で、次のようなことをしてみて下さい。

1 自分の悩みを話す(告白する)。話した内容を書きましょう。

2 それに対して相手はどう思ったでしょうか。
内容を書きましょう。

3 相手にも、同じような悩みを持っているかたずね、
あれば書きましょう。

4 誰に告白できていますか。
(　　　　)(　　　　)(　　　　)(　　　　)

5 どんな人に告白しやすいですか。
(　　　　)(　　　　)(　　　　)(　　　　)

6 どんな人に告白しづらいですか。
(　　　　)(　　　　)(　　　　)(　　　　)

7 どんな会で告白できていますか。

8 何人くらいの前なら、告白できますか。

9 どういう機会に告白できますか。

10 どういう機会に告白できませんか。

11 あなたの社交不安障害はどの程度治っていますか
(最も近いところに線をつけてください)。

0　2　4　6　8　10
完治している　全く治っていない

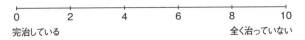

告白療法はどのように進められていくか

具体的にどのように進めるかというと、例えばある日の会は、こんな感じです。参加人数は12人。テーブルを囲み、普通の会議と同じような形式です。患者さん全員にみんなの前で自分のことを話してもらいます。内容は困っている症状やここに至るまでのプロセス、当院で森田療法を受けて、どのようなことがわかってきたか、などです。告白していただいた後は私がそれぞれの患者さんにそのつど、森田療法に基づいたアドバイスをします。最近はベテランの参加者にまず意見を述べてもらい、その後で私がアドバイスをする形をとっています。

「不安なことがあっても、必要なことから逃げ出さないことが大切」

「とらわれたままの心でいいから実行してください」

こうした内容を繰り返し、伝えていきます。

私が自分自身の体験談を話すこともよくあります。

告白してくれた参加者の悩みを受け止め、自分らしく生活できるためにはどうしたらいいか、ほかの参加者を含め、みんなで話し合うこともします。また、森田療法についての著書や私が推奨する関連図書（174ページ参照）について話し合うこともあり、参加者は何らかの発言をする機会が多く設けられています。

原則としてすべての人に発言してもらい告白してもらっています。

患者さんたちにとっては、参加することはもちろん、顔を見られたり、ちょっとした一言を求められる経験すべてが訓練になります。ですから、1回の出席だけでなく、その後もできるだけ多く参加していただくようにしています。何度も参加することで人前で苦になることにチャレンジする訓練となり、少しずつ、こうした場面に慣れていくことができます。参加者の中には5～6年と継続して出席している人も多くおられます。そういう人は確実によくなっていると思います。

会の司会者は対人恐怖症の人が務める

また、驚かれるかもしれませんが、この会の司会者はよくなっている患者さんにやっていただいているのです。

例えば視線恐怖症のSさん（49歳）も司会を続けてくださっている方の一人です。Sさんは大学卒業後、東京の会社に勤務されていましたが、人間関係がうまくいかず、関西の実家に戻り、家業を手伝っています。昔からあがり症で、非常に口下手とのことでした。

私は口下手ながらも毎回のように参加して、話し合いでも発言をしてくれるSさんに、あるとき思い切って「司会をやってみませんか？」と提案しました。

Sさんは当初はとまどいながらも、引き受けてくださいました。

Sさんは司会をやる日が近づくと不安と緊張で、苦痛になるとおっしゃいます。自分はずっとこの会に通っているが、なかなかよくならない。ほかの人はどんどんよくなってすぐ来なくなる。自分はだめだと話してくれました。

私はSさんに、「対人恐怖症の人は劣等感が強いため、喋るのが苦痛だと感じるとタンブラーの会をやめてしまう人が多い。あなたのように苦しくてもいつも出席する人のほうが少なく、尊いのだ」と話しました。

Sさんはその後訓練を積み重ね、頑張って司会を務めてくれています。抗不安薬SSRIはまったく服用しなくなりました。それは何よりも、病気が治ってきていることの証明になります。

このように患者さん自身が司会を務めることは、ほかの参加者にとって大いに刺激になるのです。

参加者たちはみなSさんを、「たどたどしいけれど、最後まで上手に務めている」「対人恐怖症があるのに立派だ」と評価しています。そうして、「いつかは自分

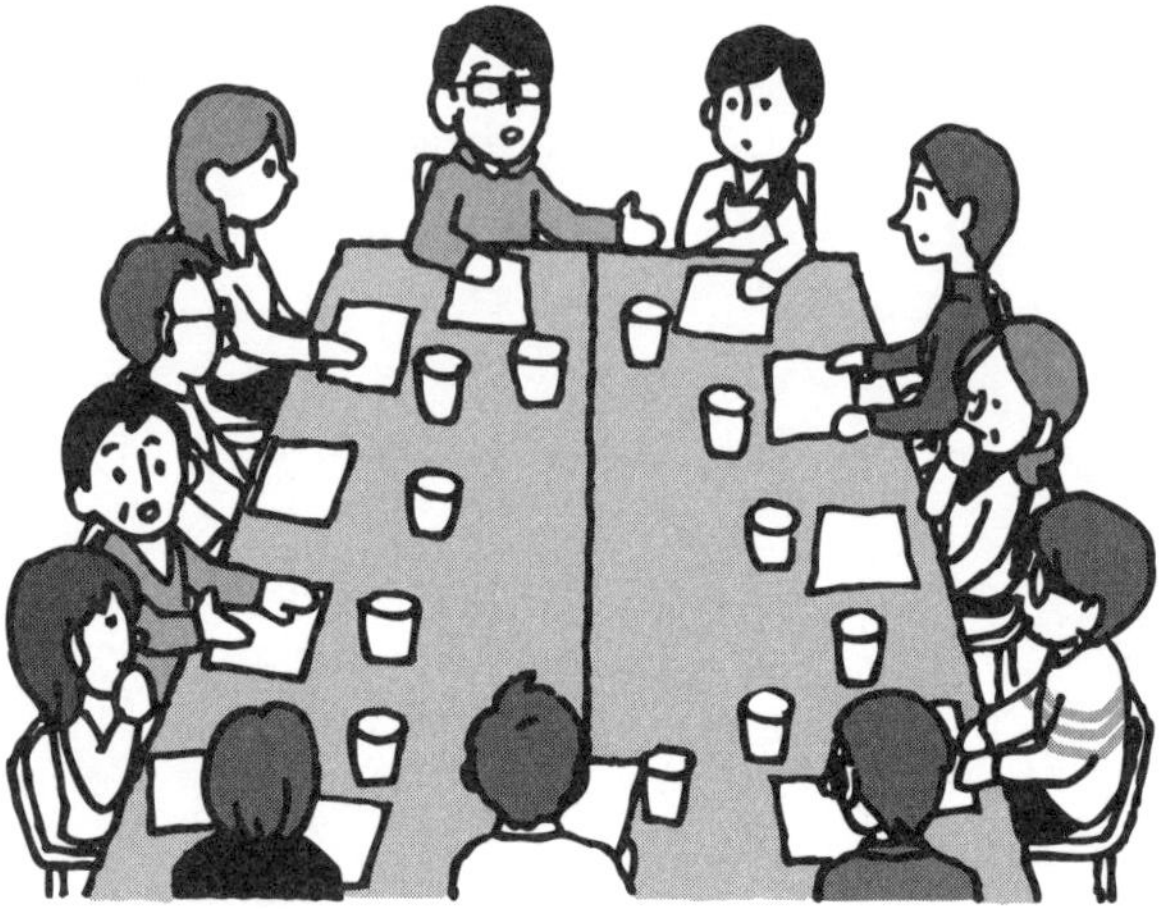

にもできるようになるかもしれない」と勇気をもらっているのです。

さらにこの頃は、Sさんと、Sさんの前任司会者だったKさん（148ページ参照）、そして私も加わってこの会の会報を作成しています。

最近では、参加者の発言に対し、まずKさん、Sさんに回答してもらい、その後私がコメントする方式に変更しています。Kさん、Sさんにはさらに深い学びの場になっています。

徐々に知らない人にも告白できるようになる

森田療法では「びくともしない、不安も緊張もない人間になりたいけれども、実際にはなることはできない。しかし、なる必要もない」と考えます。ですから、心が揺れたり、不安になったりしながらでも必要なことができるようになれば、まずは治療の最初のゴールと言えます。黒川タンブラーの会で告白できるようになることもその一つです。

次の目標としては親やきょうだい、配偶者、自分の子など身近な人に自分の悩みを告白できるようにすることです。実はこれが簡単なように見えて、けっこうハードルが高いのです。なぜなら相手はタンブラーの会と違って、こうした悩みとは無縁の人たちです。そのうえ身近な人ほど大切な存在で、患者さんとしてはどう思われているのかが非常に気になるし、嫌われたくないという思いも強くなります。この会に参加される方はほぼ全員といっていいほど、この「嫌われたくない」という思いを強くお持ちです。

また、私が告白することを促すと、「私が言わなくても、緊張すると私の顔が赤くなったり手が震えたりすることは、夫や周りの人はもう気づいていますよ」と、嫌がる方も多くいます。

けれど、これが実は大きな誤解なのです。夫婦であっても相手のそうした悩みには気づいていないものです。**緊張すると顔が赤くなったり、手が震えたりというのは、たいていの人が多少なりとも経験することなので、そこまで大変なことだとは思わない**からです。その当たり前のことにこだわるのが、まさにとらわれているということなのです。

顔にケガをした、などのわかりやすいトラブルと違い、当たり前に思えることに苦しんでいるとは周囲の人は気づきません。だからこそ、言葉に出して伝える必要があるのです。

思い切って家族などに告白した後、「そうだったの？　気づかなかった」「全然、そう見えないよ」などという反応を得ると、ようやく患者さんに私が言ったことの意味を体得してもらえます。人からの自分に対する言動に過度に反応したり、引っ込み思案になることが減ってくるのです。

私の経験では「君の顔は赤いなぁ」と誰かに言われたとしても、「そうなんです。僕は気が弱いから、すぐに赤くなるんですよ」というふうに、本当のことを言葉で返せるようになりました。これこそ告白のおかげです。

こうした経験を経て、だんだんと人と本音で話せるようになり、自分の悩みを言えるようになります。

告白の成功体験が治癒を促進する

家族など身近な人に告白できるようになったら、次は会社の同僚や上司、同窓会などで会う昔の友人など、あらゆる人に告白できるように指導していきます。とはいえこの段階は消極的で、完全には告白できず、苦しい時期です。

この苦しい時期にはやるべきことをきちんとやって、周囲に認められることも大事です。私の場合であれば、医師として患者さんをしっかり診て、空いている時間には勉強をする。学会でも発表したり、論文を書くのです。「あいつは仕事をきちんとやっているな」と言われるくらい実績を積むのです。

この段階ではほとんどの人に告白できると、すべてを隠さずに話せるようになります。そうしてさらに建設的な行動がとれるようになっていきます。

これが最終のゴールです。ここまでくれば本物です。

私自身、赤面恐怖症であることを隠していたときは、患者さんにも自分の体験をお伝えできませんでした。患者さんに治療経験を伝えることは、とても大事だということはわかっていたのですが、自分のことを「赤面恐怖症で悩んでいたある人がね……」と他者のケースとしてお話しすることが多かったのです。

しかし、誰にでも告白ができるようになってからは、患者さんにも自分の赤面恐怖症体験をすべてさらけ出しています。それが森田療法を行ううえで、大きな説得力となり、患者さんの力になっていると思うのです。


なお、患者さんには告白と並行して講演や結婚式のスピーチなど、人前で話す機会を得たときは、断らず引き受けることを勧めます。講演やスピーチは当日まで本人はビクビク、ハラハラのし通しです。診察時には早めにスピーチの原稿を作成し、繰り返し練習するようにアドバイスをします。頼まれればスピーチの原

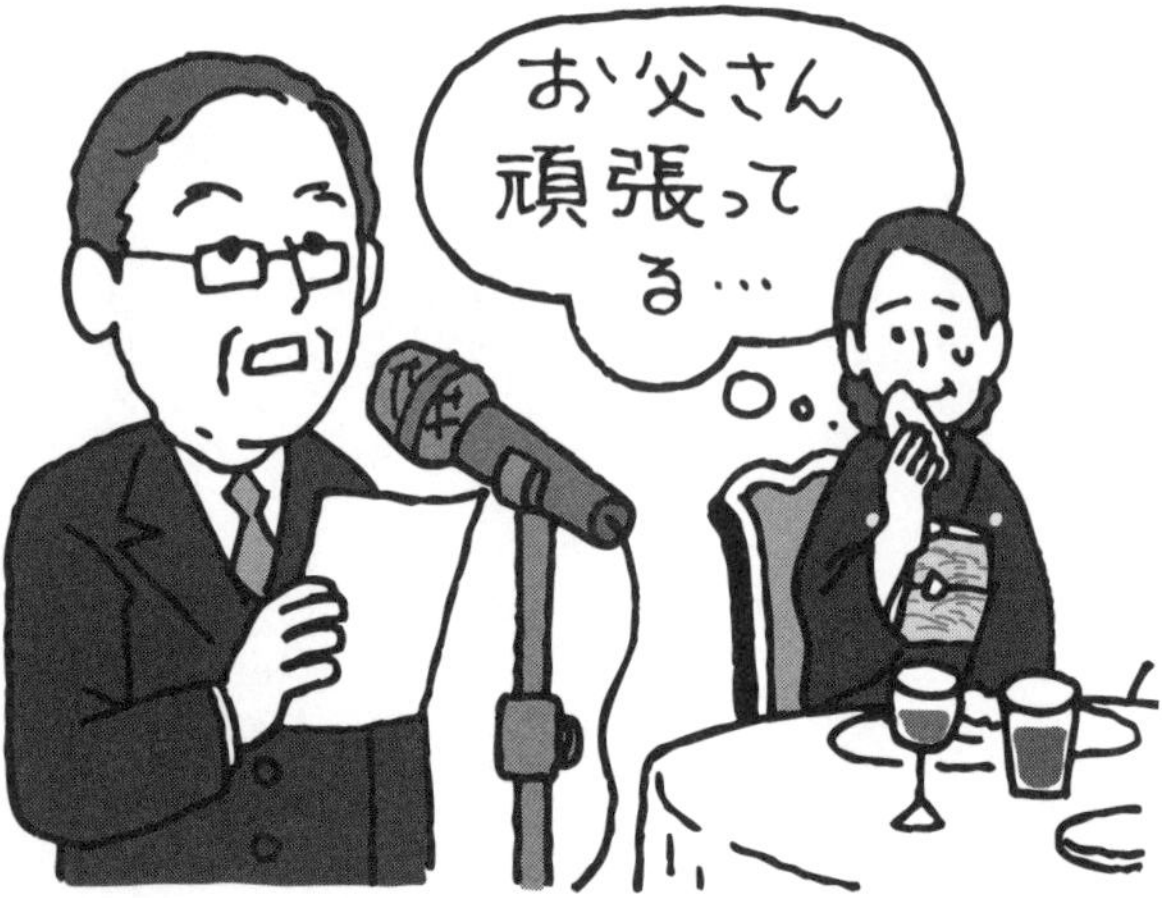

稿も見ますし、私の前で練習してもらうこともあります。これが事前の準備として大事です。きちんと準備すれば、当たり前ですが当日はうまくいきます。周囲から「よい話だった」などとほめられることもあるでしょう。

こうした成功体験を積み重ねることが、さらに治癒を促進するのです。

告白で全治した多くの先駆者たち

森田療法を実践してきた多くの先駆者たちもまた、自分のことを告白し、周囲にさらけ出すことで全治しています。

森田正馬先生をはじめ、水谷啓二先生、私の師匠にあたり九州大学に日本で初めて心療内科を作った池見酉次郎先生もその一人です。

池見先生は私と同じ赤面恐怖症でしたが、「私が何十年もの間、自分の胸に秘め続けていた劣等感を、やっと近年になっておおっぴらに人に話せるようになったのは、40代の半ばを過ぎてからのことである。もともと劣等感は、これを払いのけてしまうことによってではなく、これを超えた世界に出ることによって解決の道が開けるものなのである。自分が劣等感を人に公表できるようになったのも、劣等感との無駄な闘いをやめて、ようやくこのような世界に近づけたからだと思う」というふうに述べておられます。

さらに池見先生はご自身のことを森田神経質だとおっしゃっています。森田療法を受けたことや自分の悩んだことを告白したことが、その後、学会を作ったり、多大な業績をおさめる結果になったと考えられるのです。

第2章でもお伝えしたように、**自分の体験を誰にでも告白できるようになるということは、不安や緊張など自分の欠点だと思って隠していたエネルギーを建設的なエネルギーに変えていくということ**だと思います。

ただし、若いときに完全なゴールをめざすのは難しいでしょう。池見先生が誰にでも告白できるようになったのは40代、私の場合などようやく50代に入ってからです。

けれどそれまでの軌跡を振り返ると、確実によくなっているのです。焦らずに徐々に一歩一歩進んでいけば、ゴールに到達できます。

強迫性障害の人は忙しいほうがよい

「暇だとろくなことを考えない」などとよく言われますが、暇であることがかえってストレスを助長することは心身医学的にも同意できます。特に不安を強く持っていたり、緊張しやすかったりという人は、暇な状態が続くとその症状ばかりが気になり、さらに不安や緊張が増長するという悪循環に見舞われます。すると動悸など身体の症状が強く起きてくることもあるでしょう。

私はこれを「暇はストレス」と言っています。やや忙しいくらいの仕事を持っているほうがよいのです。これは森田先生も述べておられることです。

そうした傾向の人に向けて私が指導しているのが「ＡＢＣＤ森田」です。これは時間を短時間で区切って複数の作業に取り組むことで、森田療法的に日常を送るやり方として考案しました。

日常生活での作業を4つに分ける「ABCD森田」

具体的なやり方を説明しましょう。まず、家で行う日常的な事柄をA、B、C、Dの4つに分類します。

Aはするべき大切なこと。仕事や勉強、パソコン作業、英会話などいろいろあるでしょう。

Bは楽しいこと。テレビを見る、音楽を聴く、雑誌やマンガ、ペット、手芸やお菓子を食べるなどもここに入ります。

Cは日常すべきこと。片づけや掃除、洗濯、炊事、必要な手紙を書くなど。

Dは生きるうえで必要な行為。食事、トイレ、洗面、風呂、睡眠などです。

これらを一項目5～10分で、長くても30分以内で次々と変えて行動します。

順番に決まりはありません。例えばまずAの「するべき大切なこと」から勉強を選んだとします。始めておもしろくなければ5～10分でやめておきます。

次にCの行動に移ります。例えば片づけを行ったとしましょう。これもあまり進まなければ5～10分でやめてしまいます。

ここでBの楽しいことを入れます。ただ、楽しいことだとずっとやり続けてしまうことがあるので、せいぜい30分以内にとどめます。

その後再び、Aの行動である勉強を行います。今度は調子よく進むかもしれません。その場合、時間が長すぎないように注意するのがポイントです。30分から、せいぜい60分くらいにしておきます。

次にDに移り、例えば食事をしたりします。

こんなふうに短時間にあれこれ手をつけていくと、まず暇な時間が少なくなります。また、とらわれが強い人の場合はほかの作業にすぐにスイッチすることで、一つのことに執着しなくなります。しかもあまり疲れません。

なお、森田神経質の人はこれを始めると、「この方法で毎日、過ごさなければならない」すなわち、「朝から晩までこれをやらなければならない」と思ってしんどくなってしまうことがあります。そうならないように、午前中はＡＢＣＤ森田のパターンで行動しますが、午後はすっかりこれを忘れ「映画にのんびり行こう」などとリラックスして過ごすのもいいと思います。

また、患者さんによってはＡ、Ｂ、Ｃ、Ｄと細かく分類するのではなく、もう少しアバウトに、「できるだけ暇な時間を作らないよう、仕事でも趣味でもいいので、やや忙しいことに取り組んでみてください」と指導することもあります。これも「暇はストレス」を解消する一つの方法です。

私もそうでしたが、森田神経質の人はきっちり計画を立ててその通りに実行しようとする傾向が強くあります。それをやみくもに押し通すと計画倒れになり、ますます悲観してしまうので、それを防ぐための行動パターンでもあります。

日常生活を次のように分ける
「ABCD森田」のやり方

A するべき大切なこと
▼勉強、パソコン作業、英会話など

B 楽しいこと
▼テレビ、音楽、雑誌、マンガ、ペット、手芸、お菓子を食べるなど

C 日常ですべきこと
▼片づけ、掃除、洗濯、炊事、手紙を書くなど

D 生きるうえで必要なこと
▼食事、トイレ、洗面、風呂、睡眠など

これらABCDを一項目5～10分、長くても30分以内で次々と替えて行動する。

[例] A→C→B→A→D→B→C……

＊Aは大切なことであるから、興に乗れば30分を超えてもよい。必要なら時間を延長したり、回数を増やしてもよい。

＊旅行や来客、外出などの際はこのやり方にとらわれないで、自由にする。

日常生活にも役立つＡＢＣＤ森田

ＡＢＣＤ森田は治療としてではなく、生活術としても活用できます。仕事や勉強など、やるべきことがあるのにはかどらない、と悩んでいる人には特にお勧めです。

私は2浪の末に医学部に入った後、勉強ばかりしていた反動で大学1～2年生のときはすっかり遊んでしまいました。悪い友達もできてしまい、試験の最中に麻雀をしたり、酒を飲んだりして勉強を怠ったために、大量の単位を落としてしまったのです。

このとき、「ひょっとしたら進級できないのではないか」ということが不安になり、神経症が再発したようになってしまいました。そして「このままでは落第してしまう」と危機感に襲われ、やり方を変えようと考えました。

せっぱ詰まっていた勉強を科目ごとに、英語、数学、物理など短時間で切り替えながら進めていったのです。

勉強は興に乗ってきても、やりすぎないようにしました。1科目にかける時間は30分から1時間にとどめます。こうして短時間にあれこれ手をつけていくと疲れませんし、手につかなかったものにも着手しやすくなります。

そうすることで、不安な気持ちに悩まされることは少なくなりました。結果、私はこの方法で、単位を見事クリアできたのです。このとき、多くの人が進級できず落第しました。私も危ないところだったと思います。

このとき考えたことが、ご紹介したABCD森田の土台になりました。

生活の中にメリハリをつけたいときには活用してみてください。

第4章

あがり症、恥ずかしがり屋には、いいことがたくさんある

森田神経質の人は真面目で、本当は人が好き

さまざまな場面で緊張する、不安が強いなどの特徴がある人は、森田神経質の傾向があります。

だからといって悲観することはありません。**森田神経質の人は真面目で、仕事ができる人が多い**と言われています。こうした人は緊張や不安と上手につきあうことができれば、周囲に評価され、その人にしかできない業績を成し遂げます。

この章ではドキドキ、ハラハラしながらでも生きていくことの素晴らしさ、緊張や不安を味方につけながら生き生きと過ごすために、森田療法を日常生活で生かすコツについて、私なりの見解を紹介していきます。

赤面恐怖症だった私に森田療法を指導してくださった水谷啓二先生からは、啓

心寮を退寮した後も、さまざまな指導をしていただきました。中でも特に心に残っている言葉が二つあります。

一つは「**森田神経質の人は真面目で粘り強い**ので、仕事は容易に辞めてはいけない」ということでした。

第1章でも紹介しましたが「地味なので即結果を出せないが、苦しくても何年も努力して、力を発揮すべきである。少なくとも4～5年はそこで頑張ってみるべきである」とよく話され、すぐに仕事を辞めた人を厳しく叱っておられました。

また、もう一つの言葉は「赤面恐怖症など対人恐怖症の人は根本的には人嫌いでなく、人に好かれたい気持ちが人一倍強いのだから、**人から逃げるのではなく、むしろ、人と接する仕事のほうが向いている**」ということでした。

これは本当にその通りだと思います。私自身、周囲から好かれたい、嫌われたくない、という思いが、緊張を引き起こし、これが赤面恐怖症につながっていたからです。

実際に今の仕事は患者さんと日々、接する仕事であり、人間の心を治療する心療内科医です。私にとっては疾病部位のみを治療するほかの科と違って、患者さん全体を診ることのできるこの仕事は非常にやりがいがあります。

しかしながら誤解を招くのは赤面恐怖症や対人恐怖症といった言葉でしょう。本来は〝人に好かれたい病〟なのですから、森田先生が指摘されたように人を避けたり、緊張をしない努力ばかりをしているよりも、人に好かれたり、尊敬されるように努力するほうが理にかなっています。このようにして地位や場を獲得していくことが、対人恐怖症の人には何よりも大事だと思います。

これを見抜いた森田先生の眼識は見事で、他の医師と同様に緊張をとる訓練ばかりを指導されていたら、私自身、現在の自分はなかったでしょう。

森田神経質の人は「感度の良すぎる地震計」

私はよく、森田神経質の人を「感度のいい地震計」にたとえます。

地震計とはご存じのように地震の揺れを計測する機械ですが、波形は人間の敏感さをあらわすのにちょうどいいのです。

次のページの図をみてください。一番上が普通の地震計で真ん中が感度の悪い地震計、一番下が感度の良すぎる地震計です。

地震が起こったらどの地震計も反応します。また地震でもないのに揺れで反応してしまうこともあります。しかし感度の良すぎる地震計は人がちょっと歩いただけ、車が通っただけ、雨が降ってもドアがドンと閉まっても反応しています。

森田神経質の人はこういう地震計を持っていると考えてください。

〈地震計の波形にたとえると〉

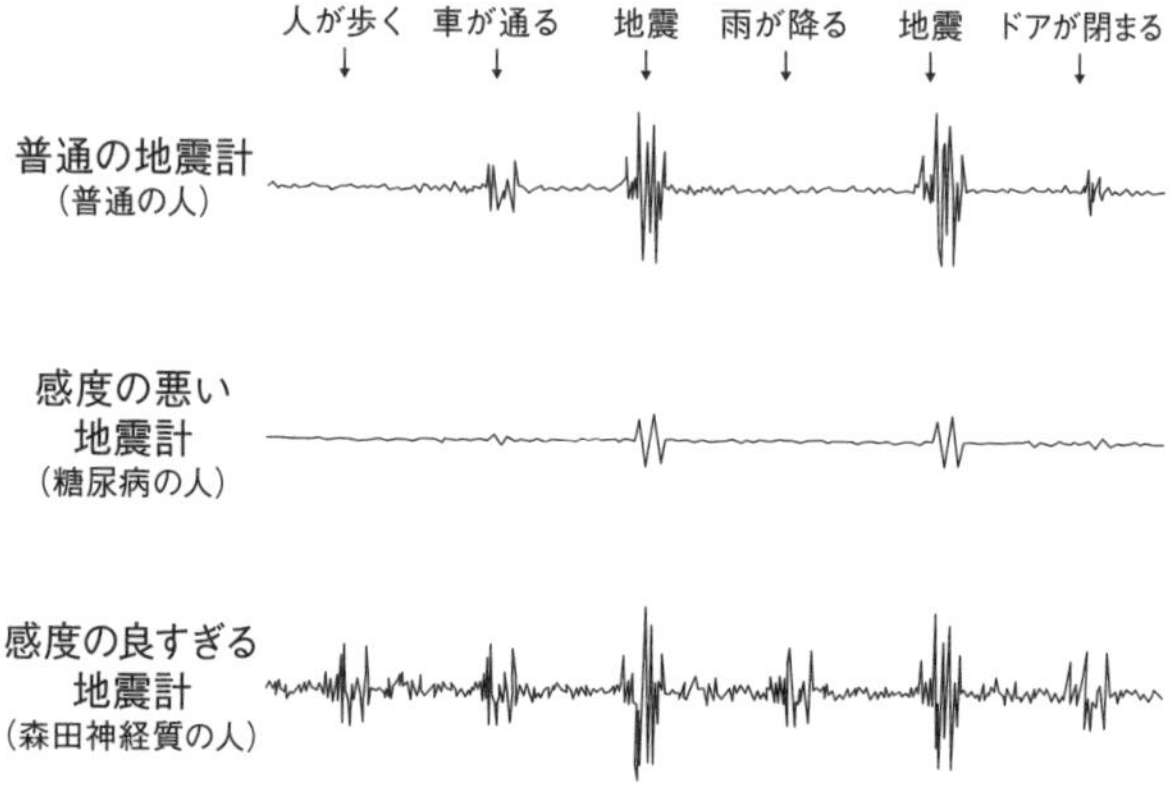

ちなみに糖尿病の人は感度の悪い地震計にたとえられますが、それには理由があります。糖尿病の人は自覚症状を感じる人が少なく、重篤であっても自覚症状に気づきにくい人があまりにも多いように感じていました。

そこで自覚症状の有無を調べるテストを実施し、糖尿病のない人のグループと比較、検討した結果、明らかに自覚症状が少なく、また重篤であっても平気で過ごしている人が多いという結果が得られたのです。

このことから、森田神経質の人とは

逆に敏感さの少ない病気として注目してきました。

もちろん、すべての糖尿病の人がそうであるということではありません。中には森田神経質の人もおり、それらの人は自覚症状も多く、不安が強いことを付け加えておきます。


さて、話を元に戻します。

今、対人恐怖症や強迫性障害、パニック障害など緊張や不安、恐怖にさいなまれている人にすれば、「糖尿病の人のような地震計がいいなぁ」と思うかもしれません。確かに、敏感すぎると損をすることもたくさんあるでしょう。

しかし、私は自分の経験からも、感度のいい地震計を持つほうがいいと思います。なぜなら不安だからこそ治療に熱心で病気を改善する努力もするからです。

また、地震の揺れとそうでない振動を区別し、事実を把握する判断力を養う訓練もできます。それが身につくと、人が気づかないことが見えてくるようになってきます。まさに森田先生の言葉にあった「事実唯真《じじつただしん》」です。これはどうにもならない事実を、感情にとらわれないで客観的に見る、という意味です。先生は、あるがままの自分の敏感さを見つめ、しっかり生かすような生き方をしなさいと言っているのです。

私が拒食症の「黒川体重設定療法」という治療法を考案できたのも、「主人在宅ストレス症候群」という病態があることに気づいたのも、森田神経質だからです。感度が悪い地震計は鈍感な分、楽でうらやましい面もありますが、大変危険で、死を早めるかもしれないという欠点もあります。決してこのようになりたくない、**敏感な地震計でむしろよかった、とさえ、今では思えるようになりました。**

それに私はこういう波形のまま、今、生きている。つまり、敏感すぎる地震計でもきちんと生活ができるのです。

悩んでいる人には、自分の特性を生かし、「不安こそ宝物」にして生きていってほしいと思っています。

緊張するからうまくいく

森田療法の考え方は森田神経質とは無縁の人も知っておいて損はないでしょう。人前で喋るときには誰でも緊張するものですし、慣れないことをするときや、苦手なことに取り組まなければいけないときは不安で頭がいっぱいになるのが当たり前だからです。

人に聞いた話ですが、昔、全国区で活躍した有名なアナウンサーの方は、本番直前にものすごく緊張していたそうです。テレビの出演直前には不安でうろうろ歩き回っていましたが、いざ本番となれば絶妙の語り口で人々を魅了していたといいます。

舞台で活躍する役者さんや歌手の方でも同じような方はいらっしゃいます。私もテレビの生出演のときなどに、タレントさんが「自分は緊張しいで、今も緊張していますと話すのを何度も聞いたことがありました。また、私のところに取材にやってくる記者の方々も、毎回、インタビューの際は緊張すると言っていました。

どの方も深呼吸やおまじない、イメージトレーニングなど、それぞれ自分なりの対処法をお持ちのようです。しかし、そうした方法では、緊張や不安を完全に消し去ることはできないのではないでしょうか。

こうした際に、森田療法はどんな人の役にも立ちます。「**ビクビク、ハラハラを抱えながらでいいんだよ**」「**緊張や不安を抱えながら、ありのまま行動することが大事なんだよ**」という森田療法の考え方をぜひ、心の中に取り入れていただくことをお勧めします。

緊張、不安をエネルギーに変えるアスリートたち

アスリートの世界ではメンタルトレーニングがよく注目されています。

「メンタルを強くする」

「メンタルトレーニングで緊張を取り除き、全力を出せるようにする」

こうした言葉をしばしば耳にします。それだけ、大舞台では緊張と不安に押しつぶされそうになるということでしょう。

しかし、**緊張や不安を完全に取り除くのは非常に難しいことです。ならばそれを自覚しながら勝負に挑むしかありません。むしろそのほうがうまくいく**と私は考えています。

例えばオリンピック選手は、国じゅうの期待と声援を受けてメダル獲得の舞台

に向かわなくてはなりません。そのプレッシャーたるや相当のもので、不安で押しつぶされても不思議ではないでしょう。ですから「不安こそ扱いようで宝物」を体得した人こそがアスリートとして成功していくのだと思います。

さらにどんなジャンルの選手でもケガはつきものです。身体的な治療はむろんのこと、ケガによって増幅される不安をどう乗り越えて行くかも、彼らにとっては重要な訓練なのです。それは森田神経質の人が悩みを乗り越えて行くさまに似ているように私は思います。

このように森田療法の考え方は仕事だけでなく家庭、就職試験、資格試験や受験、スポーツ競技の試合など、緊張と不安を強いられるありとあらゆる場面で役立つのです。

緊張、不安のあるときのほうがいい結果が出せる

緊張や不安は取り除こうとしないほうがむしろ、あらゆることはうまくいきます。私自身、学会や講演会、テレビなどで話をする際は不安が強いときのほうが、結果がいいことを経験しています。逆に不安がいつもよりも少ないとき、「これなら大丈夫だろう」と思っているときには落とし穴があるものです。安心感から失敗して、言わなければならないことを言い忘れたり、どもってしまうようなこともあるのです。森田先生はこれを「パラドックス」と呼んでいます。気持ちとはまったく逆のことが起こるという意味でしょう。私は下手ながらゴルフが好きですが、今日はうまくいかないだろうと思っているときのほうがスコアがいいのです。これもパラドックスでしょう。

私は不安という気持ちは多くの大切なことを知らせてくれるシグナルだと思っ

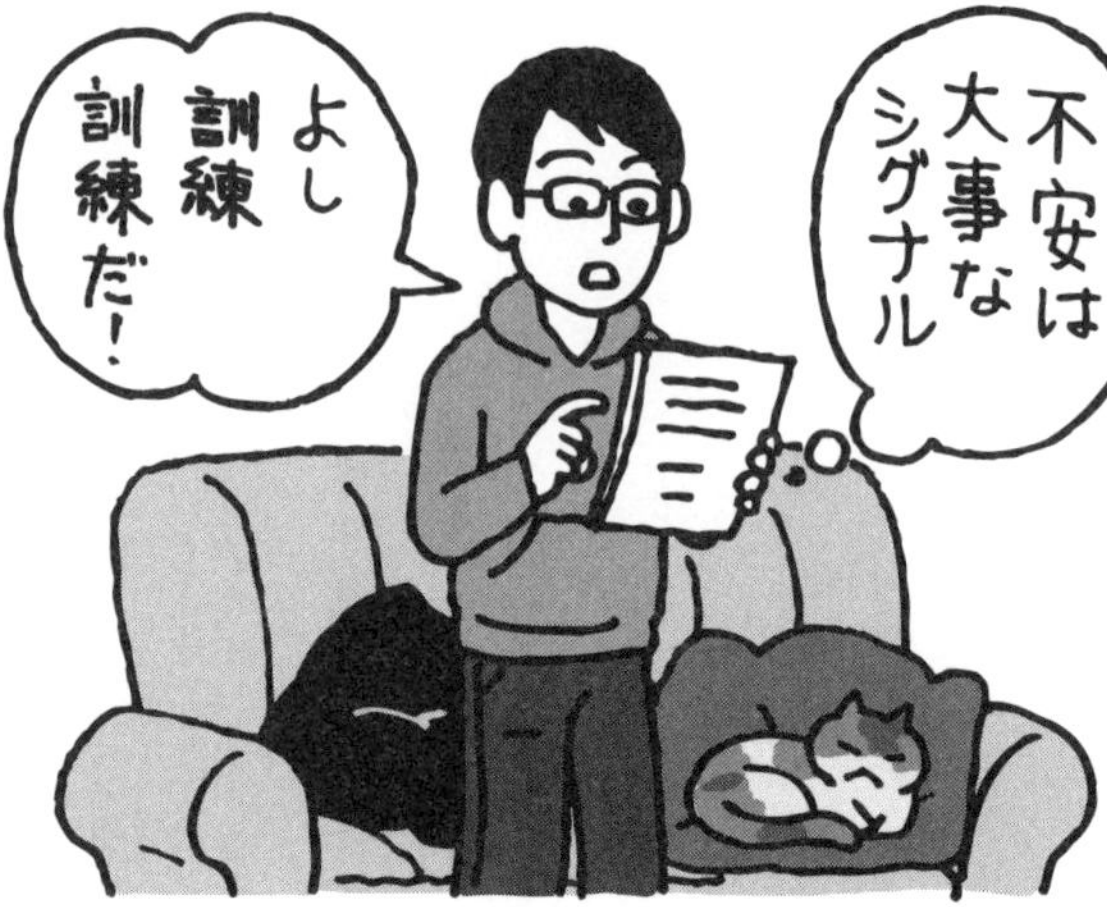

ています。不安があるから、入念に勉強し、準備をする。それでもさらに不安に襲われる場合は「何か足りないものがあるのだろう」とさらに必死に準備をします。その結果、本番でスムーズに行き、評価が得られるのです。

受験や資格試験、結婚式のスピーチなどさまざまな場面でみなさんも同じような経験をしたことがあるのではないでしょうか。

まさに本書のタイトルのごとく「不安こそ宝物」。今日からぜひ、不安を味方に変えてください。

あがり症の人は「長」より「副」がちょうどいい

あがり症、恥ずかしがり屋の人は、大勢をまとめる長としての仕事を任されることに強い不安を感じると思います。しかし、周りの人からまとめ役としての役割を託されたときは、断らずに応じるといいと思います。なぜなら、あなた自身が積み重ねてきた実績が、その立場にふさわしいと評価されたのだからです。

ただし「やります」と自ら手を挙げる必要はありません。無理をした行動はうまくいきません。あくまでも、**指名されたら引き受ける。そして、不安を抱えながら頑張ってみる**ということです。

読者の中には学生さんもいらっしゃることを念頭にお話ししますが、あがり症や恥ずかしがり屋を自覚する人は、新年度のクラス替えなどとても憂鬱だと思います。でも、その気持ちを抱えながらでいいので、まずは学校に行ってみましょう。学生のやるべきことは学校に行き、勉強することだからです。つらくても登校して授業を受け、宿題もやる。そのくらい行動できればまずは十分です。

やがて少しずつ新しい環境に慣れていくうち、さまざまな係を決める場面も出てくるでしょう。そういうとき、無理に自ら学級委員や何かの長に立候補することはありません。あがり症や恥ずかしがり屋の人は、長の立場よりもむしろそこをサポートする副の立場のほうが、本領を発揮できます。長が気づいていないことをコツコツと努力し補うことに徹する役割が向いているように思います。森田先生も、強いて長になろうとしないほうがよいと言っています。

ただし、長のポストに推薦されたら逃げずに引き受けましょう。そしてきちんとその仕事を学び、準備を怠らなければ、クラスを取りまとめることができます。ちょっと控え目だけれど、大事な場面では積極的になれる。不安を常に感じながら、だからこそ慎重になるように、不安を武器にできればしめたものです。

言うべきことはドキドキ、ハラハラしながら言ってみよう

「わからないことを質問したかったけれど、勇気がなかった」
「自分の意見を言いたいけど、言えなかった」
こんな経験をお持ちの方は多いのではないでしょうか。その理由は、「みんなに注目されるのが恥ずかしい」「あんなことを言うなんて、と非難されそう」など、言った後の周囲の反応を考えて緊張や不安を覚えるからだと思います。

けれど、ドキドキ、ハラハラしながらでもいいので、言うべきことを言えるよう、少しずつ経験を積むことをお勧めします。言うべきこと、やるべきことを言葉にしたり行動に移したりしていると、周囲があなたのことを高く評価するようになります。そうした実績を少しずつ積み重ねていくことが大事なのです。

それに、実際に言葉に出してみても、周囲からは「たいした反応はなかった」

ということがほとんどです。

私も学会で森田療法の研究発表などを聞く際、疑問点や異論がある場合は、勇気を出して挙手をし、緊張しながらでも言うべきことを言います。

第3章でお話ししたように、現在、森田療法を原法で実施できる施設は少なく、若い研究者には森田療法のことを正しく理解していない人も少なくありません。もし、「恥ずかしいから」と言うべきことを言わなければ、間違った森田療法が広まってしまう、という強い懸念を持っています。原法の森田療法を受けた経験のある数少ない専門家としての使命感があるのです。

相手の反応を見て不安になることもありますが、その不安もまた、自分のありのままの気持ち。それを感じながらまた、言うべきこと、やるべきことを地道に続けていくことの繰り返しで、周囲からの信頼は得られるのです。

困ったときに支えてくれる森田正馬先生の言葉

行き詰まったり、困ったりしたときは森田先生の言葉がとても参考になります。「事実唯真」のほかにも、例えば、「不安即安心」などがそうです。不安な気持ちがあると常に心がハラハラして落ち着かないで苦しいが、それを落ち着かせることに安心があるのではなく、落ち着かない心そのものでも何でもできるという安心があるのです。

「純な心」はもともと汚れのない純情無垢な心のことです。

例えば茶碗を割ったとき、「あっ、しまった」ととっさに壊れた茶碗を手に取ってしまうのが純な心です。茶碗を割った言い訳や屁理屈をあれこれ考えたりすることはもとより、「うっかりするのがいけない」「丁寧に扱わなければ」などの後悔や反省も「純な心」ではありません。

「純な心」とはつまり、ハッと気づく一番初めの気持ちで、禅で言う「初一念」のことです。これを大切に心に刻みつけると、同様のシーンに遭遇したとき、同じことを繰り返すことはありません。けれど、その後に生じた言い訳や後悔、反省など——禅で言う「二念」「三念」は、すべてその最初の気持ちを見失わせてしまうものでしかありません。するとこれが迷いとなって、何度も同じ過ちを繰り返してしまいます。

森田先生は患者の行動を見て、この点を厳しく指摘、指導されていました。

これらは森田先生の著書に詳しく書かれています。興味のある方はぜひ、読んでみてください。

日々の立ち居振る舞いを整える

最近、禅の掃除についての特集が本やテレビで話題になっています。その中には森田療法の考え方と共通する部分が数多くありました。

臨済宗や曹洞宗として知られてきた禅宗は「座禅による修行」というイメージが強いですが、実は掃除もそれと同じくらい大事な修行だそうです。

『禅と掃除』（枡野俊明、沖幸子・共著　祥伝社）にはそのことが詳しく書かれていますが、興味深いのは、「掃除というものは、汚れをとることが目的ではなく、心を磨くために行うものである」ということです。

また、本書の中で枡野氏は、「威儀即仏法《いぎそくぶっぽう》　作法是宗旨《さほうこれしゅうし》」という禅の言葉から、日々の立ち居振る舞いを整えることがすなわち禅の修行であり、それによって初めて心も整う、という禅の考え方を紹介しています。

心を整えようと思ったら、常日頃から所作を整える必要があり、所作を軽んじるならば、心の修行などできるはずがない、という教えを解説しています。森田先生も、「外相整いて内相自ら熟す」と言っておられました。これは「外を整えれば心も自然に整う」という意味で、先の禅の考え方に通じるところがあります。

森田神経質の人は先に症状を取り除き、気分をよくしてから健康人の生活に戻ろうとしますが、それではいつまでたっても健康人の生活はのぞめません。**気分はそのまま、緊張、不安、何か気になることや多少、調子の悪い所があっても、まずは健康人らしく振る舞うことで、自然に健康人らしくなってくる、**という意味であると思います。

第5章

対人恐怖症、パニック障害、強迫性障害から回復した人々

◉小学生からの対人恐怖症が克服できた――〈50歳・男性〉

この章では、当院で森田療法を受け、改善された患者さんのケースを紹介します。ビクビク、ハラハラしながら行動することを積み重ね、生き生きと社会生活を送っておられます。同じ悩みを持つ方にとって、大いに参考になるでしょう。なお、患者さんには掲載についての許諾を得ていますが、ご本人と特定されないよう、一部、事実関係を変えて紹介いたします。

Kさんが対人恐怖症になったきっかけは中学校の時です。生徒会長をしていて壇上で話をしたときに、言葉に詰まってしまいました。それを友達に指摘されたことをきっかけに、人前で話すことが恐怖になってしまったのです。

当院に来たのは32歳の時でした。コンピューター会社で技術者として働いていましたが、人目が気になるなど対人恐怖症の症状が悪化し、休職。治療をするために来院されました。

ご本人の希望もあり、まずは薬物治療と精神療法を行いました。その結果、症状が徐々によくなり、やがて復職することができました。

その後、定期的に通院していましたが、地方に転勤となり、足は遠のきました。

そして約3年後、再び来院されました。転勤先で人間関係がうまくいかなくなったことから、対人恐怖症が悪化し、大阪に戻ってきたということでした。

Kさんに森田療法を受けてみてはどうかと話をしたところ、ぜひ、受けてみたい、ということでしたので、対人恐怖症の人に効果の高い告白療法（森田療法変法）を勧め、さっそく「黒川タンブラーの会」に参加していただきました。

体験の告白は緊張しながらもうまくやり遂げました。その後、経験を積んでもらうためにKさんにはできるだけ頻繁に会に参加していただきました。

何回目かのとき、次のステップとして司会を依頼したところ、引き受けてくれました。それからしばらくたち、Kさんは家族に自分が対人恐怖症であることを告白できたそうです。職場の人にはまだ告白できないままでいましたが、それも回数を重ねるにつれ、話すことができる関係の範囲が広がっていきました。

実はKさんの言動で、気になることが一つありました。**受診当初からずっと「はい。でも……」と一度、OKしたことを翻して断るというクセがあった**のです。例えば、「次の会にいらっしゃいますか？」と尋ねると、「うかがいますよ。でも……風邪をひいて無理かもしれません」と、言葉をにごします。実際、直前になって不参加となる日もありました。「決めたことは完璧にやらなければ」とこだわる完全癖から来るものだと思います（交流分析では「yes, but」と言っています）。

ものの断り方として、「はい。でも……」は相手を傷つけない言い回し方として推奨されている向きもあるようです。けれどそれも程度問題で、毎回のように繰り返していると相手に信用されなくなったり、自信がない人だと思われてしまいます。

対人恐怖症の人は人と接するのが苦手な分、地道にコツコツと仕事に取り組み、周囲の信頼を勝ち取っていくことが大事です。Ｋさんにはこのことを話し、**こうした言動はできるだけやめたほうがいいと伝えました。**

ご本人もその問題点には気がついており、徐々にこうしたことを言わなくなりました。

それから**だんだんとＫさんに変化があらわれました。**タンブラーの会には必ず参加するようになり、同時に職場の人間関係もうまくいくようになってきたのです。おそらく会社でも「はい、でも……」を言わなくなったのだと思います。

そして治療開始から約10年後、Ｋさんは職場の人にも自分が対人恐怖症であることを告白しました。現在彼の対人恐怖症はほぼ全治し、休日は趣味である演劇のサークルに参加、友人も増えたことで生き生きと生活していらっしゃいます。これまでは「約束の時間に間に合わなかったらどうしよう」「途中で体調が悪くなったらどうしよう」などの気持ちが先に立ち、興味があっても行動できずにいました。しかし、タンブラーの会の活動を通じて「でも」「しかし」を伴うような自信の無さを少しずつ払拭していくことができたようです。

このような不安感は情報不足から、また悩みは体験不足から生じています。特に森田神経質の人は体験不足が影響していることが多く見られますので、嫌々ながら、不安ながらでも行動していくことで次の一歩が開かれていきます。

Kさんはタンブラーの会の司会を約10年間引き受けてくださり、誰とでもしっかりした応答ができるようになりました。また会社でも後輩を育てる役目をこなすようになりました。そこで司会を卒業し、前出のようにSさんに交替してもらいました。最近、都合で出席できなくなった後は、再びKさんが司会をしてくれています。

◉極度のあがり症でも結婚式のスピーチで大喝采――〈63歳・男性〉

Gさんが当院を最初に受診されたのは6年ほど前のことです。悩みは極度のあがり症であること。きっかけは中学生のときで、教室で朗読中に緊張して声が震えたことから、人前で喋ることが苦手になりました。

それまでも別のクリニックで森田療法の自助グループに参加するなどしていましたが、思うように改善しませんでした。

受診時のGさんの切実な悩みは、息子さんの結婚が近いことでした。それ自体はおめでたい話ですが、結婚式の話が進むうちに、式のフィナーレで親の挨拶があると気づいたのです。それから急激に不安が高まり、「挨拶なんて絶対不可能だ」と思うようになりました。

その頃、知人の葬儀に参列し、緊張が高まって参列者の名前を書くときに手が震えて字がまともに書けなくなるということも起こりました。

Gさんは**対人恐怖症や書痙の悩みを家族には一切、話していない状態でしたので、スピーチについても、非常に困っていました。**

そこでGさんには森田療法で対応することにしました。

まずは、次回の受診時までに、妻に「実はあがり症で結婚式の挨拶のことを悩んでいる」と告白することを約束してもらいました。

私はGさんが行動できるかどうか五分五分と判断していましたが、結果は「告白ができた」と喜んで報告にやってきました。

2か月後にはタンブラーの会で体験談を告白してもらいました。さらに2か月後、依頼した司会を務めてくれるようになり、次第に症状がよくなってきました。治療開始から約半年後の8月には娘さんにも自分があがり症だということを告白できたといいます。

さて、9月に入りました。結婚式の行われる11月が近づいてきてGさんの緊張が再び高まってきました。

そこで、私はGさんの希望もあり、診察のたびに目の前でスピーチの練習をしてもらいました。そして、スピーチの評価をするようにしました。

私はGさんに、**「不安をとろうとしてはだめです。それよりもスピーチの訓練にエネルギーを注ぎなさい」と言い続けました。**

Gさんは繰り返し練習を行い、その回数は計100回にもなりました。

そして本番の1か月前。スピーチはうまくなりましたが、Gさんは、「実はまだ、息子には自分があがり症であることを話せていない」ということでした。私は「どうして娘さんには話せて息子さんには言えないんですか?」と聞きましたがGさんからの明確な答えはありませんでした。男同士ならではのライバル心やプライドがあったのかもしれません。

それでも式の1週間前、ついにGさんは息子とその結婚相手に自分の心のうちを話すことができたのです。

式当日は、「あがって喋れなかったら、この文を読んでほしい」と横にいる妻にスピーチの内容を書いたものを渡しましたが、それを使う必要もなく、それどころかスピーチは大成功で大喝采を浴びました。

さらにGさんがすごかったのは、**スピーチの最中に大勢の人の前で、「自分は緊張で、あがっています」と堂々と告白できた**ことです。

最も高いハードルを克服され、これをきっかけにGさんのあがり症はどんどんよくなっていきました。

Gさんは、不安をスピーチの練習をするエネルギーに変えたのです。不安を消し去ることばかりに力を費やしていたら成功しなかったでしょう。

まさに「不安こそ扱いようで宝物」です。

◉20年間外出できなかったが歩行訓練療法で電車に乗れた――〈61歳・女性〉

Uさんは幼児期に実母を亡くされ、継母に育てられました。継母の愛情を十分に受けられずに成長したことから、自分を抑える性格になっていました。

そのような背景から徐々に不安や緊張が強くなり、こだわりやすい性格になっていったと言います。

結婚後もそれは続きました。24歳で流産を経験、その後、長女を授かりますが、隣家の子どもが遊びに来て長女の手を噛み続けるということがあり、それを見るたびに、急にドキドキしてパニックになるということが起こり始めました。

あるとき、脈拍が急に上がり、救急車で大学病院に運ばれました。救急隊が測ったところ、健康な人なら1分間に多くても80前後ほどの脈拍数が、180回におよぶ頻脈でした。しかし詳しい検査をしても、異常は見つかりません。Uさんはこれ以後、同様の発作が起こることが多くなり、**不安感から約20年間、一人で外出できない生活が続いてしまった**のです。そして、何とかこの状態を克服したいと夫に連れられ、さまざまな病院を受診していました。

当院を受診されたのは43歳のときです。あるクリニックで森田療法の本を紹介され、興味を持ちましたが、実際の治療は行わない施設であったため、ホームページを見てやってきたといいます。1月の寒い時期でした。

初診時は不安が強く、脈拍を測ったところ、137回もありました。診断名はパニック障害。症状は外出恐怖が特徴的です。

そこでまずは不安をやわらげるために抗不安薬を朝と夕方に服用してもらうことにして、症状が落ち着いた2月初めから歩行訓練療法（森田療法変法）を開始しました。目標地点は片道20分くらいの駅に設定しました。

この療法がUさんにはぴたりと合いました。心の中に「治したい」という強い気持ちがあったことも大きいと思います。寒い季節でしたが、雨が降ろうと雪が舞おうと彼女は歩行を続けました。2月末にはすでに目標地点の中間地点まで歩行できました。そして3月末には目標地点である駅まで歩行ができるようになりました。

外来にやってきたUさんはこの頃、**「夫の不在時は外出ができなかったのですが、それができるようになり、涙が出るほどうれしい」**と話しています。しかし、森田療法では、症状がよいときもあまり喜ばないよう注意します。

その後も毎日、目標地点に向かって歩く訓練を続けました。4月に入り、坂道で動悸が激しくなるという事態が起こり、不安になったこともありましたが、「不安があってもそれを抱えながら、歩き続けてください」という私のメッセージを何度も自分に言い聞かせ、昨日と同じ距離を歩行できたといいます。

その頃から黒川タンブラーの会にも参加していただき、ご自身の体験を話してもらいました。会を重ねるごとに、「ほかの人の悩みも理解できるようになってきた」と言います。

それからUさんの症状はどんどんよくなっていきました。

5月中旬には電車に一駅、乗れるようになりました。人や周囲の景色を観察する余裕も生まれてきました。私の勧める森田療法の本を読み、理解が深まってきたのもこの頃です。6月に入り、乗車し続けられる駅の数が急に増え、6月上旬のうちに終点駅までの乗車を達成しました。

それまで約20年間、一人で来られなかったところです。時を経て昔、訪れたことのある場所が大きく変化したことに驚き、興味深かったと興奮気味に話してくれました。

家事や趣味のパッチワークなど、やるべきこともスムーズにできるようになりました。以前は不安を強く感じる自分が嫌で、「強くなりたい」と思っていたそうですが、森田療法を受けるうちに、「強くなくてもいい。ドキドキしてもかまわない」と思えるようになりました。さらに「ドキドキしてもいいと思えると、かえって動悸が起こらないことがわかった」と言っています。これはまさに精神交互作用を克服した状態だといえるでしょう。

7月からは薬をほとんど服用しなくてもすむようになりました。8月に入り、3～4日間、間隔をあけて終点の駅まで電車で行けるようになりました。以前は家に誰かがいないときは、パニックになるのではと不安で風呂に入れませんでしたが、一人だけのときも入浴できるようになりました。

9月には訓練を7～10日中断した後でも終点まで乗車できるようになり、何と買い物もできるようになりました。また、Uさんはすべてに遠慮ばかりしていましたが、夫や子どもにも言いたいことを主張できるようになりました。

10月には妹と何年かぶりでお芝居に行くことができ、不安も多少ありましたが、最後まで観劇することができました。同窓会にも友人と電車で行くことができました。

その後Uさんは18年間再発せず電車に乗り、週5日のパートに行くことができました。さらに現在もときどき当院に来ますが、パニック障害は再発していません。

次ページの図は、Uさんがたどった回復までの治療経過です。このように表にすると、森田療法の特徴が非常によくわかります。

治療経過に伴って、外出恐怖や動悸、不整脈といった症状は徐々に減ってきていますが、一方で、不安についてはそれほど減少しないからです。

これはすなわち、森田療法の教えにある、「不安があるがまま」で外出が実行できていることの証明といえるのです。

Uさんの経過表

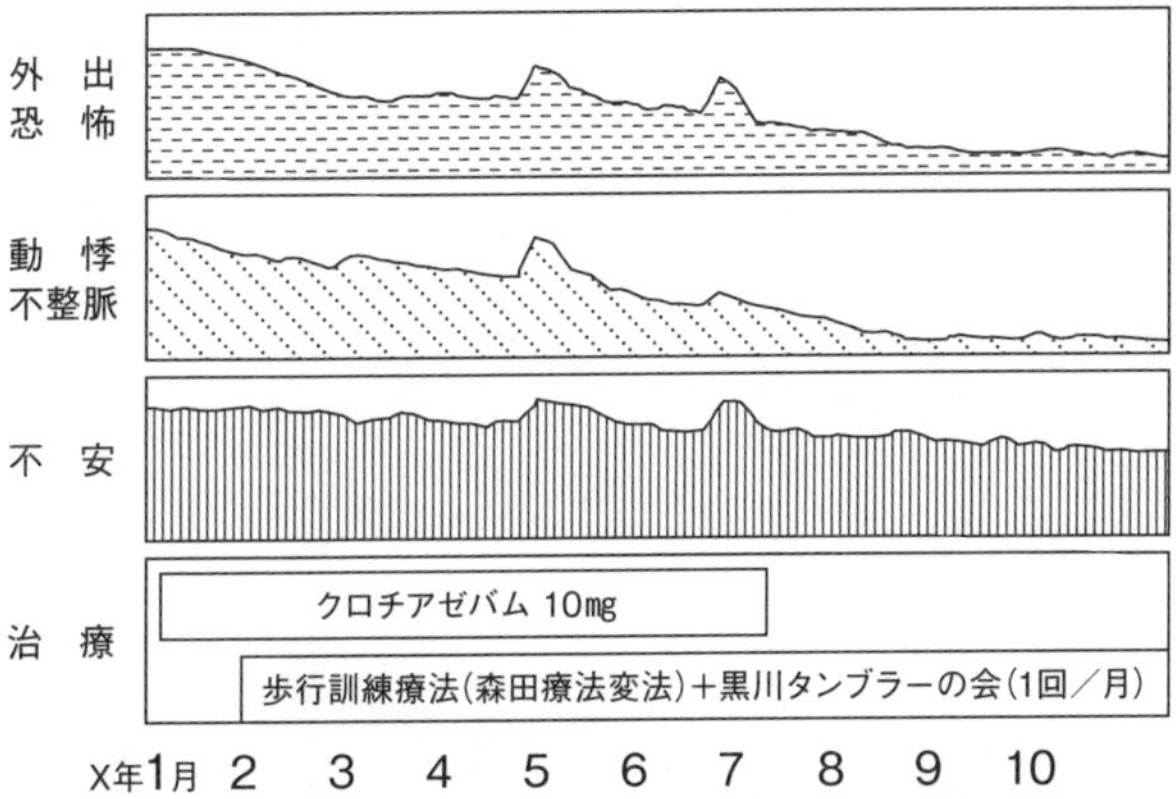

黒川内科初診

歩行・森田開始（目標地点はA駅）

目的地の真ん中まで歩く

目的地のA駅まで歩く

夫の出張時でも歩けるので、涙が出るほどうれしい

坂道を歩くとき動悸がするが、不安のままに歩けている

集団療法で他人の悩みも理解できる

B駅に向かって一駅乗れる

4駅を経てB駅まで乗れる

パッチワークや家事もはかどる

一時、血圧が高いのではと不安になったがB駅まで行ける

3～4日間隔をあけてもB駅へ行ける

風呂に入れる

7～8日間隔をあけてもB駅へ行ける

妹と何年かぶりで芝居に行く

同窓会に行く。3カ月薬なし

（日本森田療法学会雑誌　第20巻　第2号より）

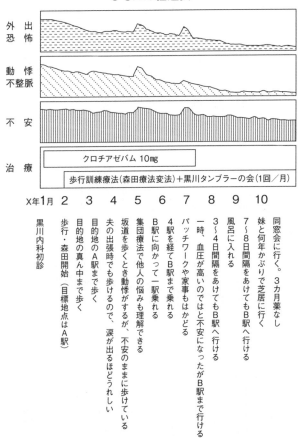

◉気になることが頭から離れない強迫性障害が劇的に改善——〈70代・女性〉

専業主婦のAさんは高校生の頃から不安が強くありました。また、身体のちょっとした異常も気になります。軽い下痢や耳鳴り、頭痛があると「重い病気なのではないか」と心配してあちこちの病院にかかっていました。その後、夫が目の手術を受けることになったことで不安が強くなり、8年ほど前から通院しています。

症状は徐々に重くなり、64歳の時に大学病院に入院して3か月間の森田療法を受けました。その結果、いったん症状は軽くなったのですが、しばらくたって再び、強迫観念や強迫行為が続くようになり、当院を再び受診されました。

お話を聞きますと、強迫性障害の典型的な症状がありました。**非常に細かいことがあれこれ気になって頭から離れないのです。**

Aさんの夫はAさんとは反対の性格で、細かいことをあまり気にしないおおらかな方だそうです。この夫の一挙手一投足が、Aさんは気になるということでした。**例えばビールの栓を抜いたときに飛び散った泡が床につき、「拭いても拭いても汚れが取れない」と掃除をやり続けてしまいます。**

身体の症状が気になるという傾向も強く、検査を受けて異常がないと診断が出ても納得せず、ドクターショッピングを続けていました。

私はAさんが仕事などをしていないことから時間があり、本人は自覚していないものの、暇であることが心理的ストレスとなって、強迫性障害を悪化させている、と考えました。彼女は強迫性障害のほかには問題がなく、対人関係も良好でした。人前で話すことも苦がない性格なので、「外に出て何か趣味に取り組んではどうか」と提案しました。

そこでAさんは地域の老人会に入りました。これがとても性格に合っていたようです。Aさんは会の他の人たちが苦手とするような細かい仕事もできるので、とても歓迎され、イベントにも積極的に参加するようになりました。

以来あれほどひどかった強迫性障害の症状が劇的によくなりました。私はAさんが来院されたときに、老人会の報告を聞きながら、「のめり込み過ぎないように」ということと、強迫性障害は特に「暇はストレス」であるため、暇をなくすようにと指導しました。

その後、**8年ほどたちますが、今では夫の行動や身体の不調はほとんど気にならなくなりました。**老人会では司会を務めるほど中心的な存在で、活動を生きがいとしています。

あとがき

私にとって森田先生の言葉は、今でもバイブルのようなものです。

思春期に赤面恐怖症になって森田療法を受けた自身の経験を述べてきましたが、そのときは路頭に迷う思いで、どうなることかと自分も家族も暗黒の時代でした。

本書でも告白しましたように、私は気が弱く、気にする性格であることは間違いありませんが、ただの赤面症ではなく赤面恐怖症になる人の特質はそれだけではないのです。人に尊敬されたい、好かれたい気持ちも人一倍強いのです。すなわち、人一倍生の欲望（よりよく生きたい）が強い持ち主だということです。

その点を森田先生が見抜いてくださったお陰で、私も現在の生き方ができているのです。もし森田先生が赤面することが悪い、それを気にしているのだから赤面しなくなるような訓練、リラックスする訓練、気を強く持つ訓練が正しいと判断されていたら、私は今のような心境に到底至らなかったことは明らかです。

私は気が弱いだけでなく、生の欲望に関しては人並み以上に貪欲で、開業しながら学会発表や論文、本の執筆等を続け、ゴルフやパソコンゲームを楽しんでいます。

さらに、60歳前から心房細動という怖い不整脈を持っていますが、この治療も積極的に行っています。心房細動では、血が固まって心房にたまると血栓となって脳に飛び脳梗塞を起こすことが問題となるため、治療として血が固まらないようにする薬を服用し続けるというものがあります。

しかし私が選択した治療法は、最近開発された「カテーテルアブレーション」という、股にある静脈からカテーテルを心臓まで挿入し、心房で多くの箇所から出ている刺激部分を焼くというものです。この治療には、1回3時間ほどかかり、痛みも伴いますが、効果は非常に高いと私は評価しており、4回も受けました。

一昨年少し脳梗塞を起こしてしまいましたが、ほとんど後遺症がなく済んだのは、このアブレーションのお陰だと思います。
この経験から、心房細動のある人にはこれを実施してくれる優秀な医師を紹介するのですが、多くの人が怖がって診察を受けに行こうとしません。

ここで述べたいのは、私は気が弱いだけではなく病気を克服して少しでもよりよい生活ができるのなら、多少の痛みや危険があってもよいと考え、その治療に4回もトライした、ということです。実は4回もしている例はめったにありません。それほど強く、よりよく生きたい気持ち、つまり生の欲望が強烈にあるのだと思います。

また、本文でも書きましたように、私は抗不安薬、SSRI、抗うつ薬などまったく服用せずに森田療法で赤面恐怖症が治りましたが、緊張することや不安は今でも以前のままあります。１２９ページの地震計のたとえのように、我々森田神経質である人は非常に敏感なため、人より多く悩まねばなりません。けれど、そのぶん人の気づかない多くのことに気づくことがあり、その長所が生かされれば人のために役立てることもとても多いのです。

私の場合は「主人在宅ストレス症候群」「拒食症の人は入院拒否感が極めて強い人が多い」「糖尿病の人は心身共に、自覚症状が少ない人が多い」などに気づいたことや、森田先生の言う対人恐怖症の人は、自分の悩みをあからさまに告白することが一番大切な治療であると気づいたことなどがそうでしょう。

現在、以前の私のように悩んでいる方も、**今はご自分の欠点ばかりが目につくと思います。しかしその状態から脱すると、自分はとても優れた素質の持ち主であることに気づくでしょう。**

本文でも触れましたが、私は思春期に「禅の悟り」に憧れました。しかし視点を変えてみますと、森田療法によって「不安こそ宝物」という独自の悟りに到達したのだと言えるのかもしれません。

私は悩んでいる人をそのような世界に導くために、少しでもお役に立てればとこの本を書きました。悩んでいるすべての方が、少しでも早く、そうした気づきを得て、自分らしい人生を歩めることを心より願っております。

原稿をまとめるにあたり、アドバイスをいただいた現代書林の松島一樹さん、狩生聖子さんに感謝申し上げます。


最後になりましたが、これまでお伝えしてきたことを、次ページのような川柳風の短文でまとめて覚えやすいメッセージにしてみました。苦しいとき、悩み深いときに思い出していただければ励みや力になるかもしれません。どうか心の片隅にそっと留めておいてください。

○不安こそ扱いようで、宝物
○不安こそ難関超える下準備
○不安感なくす努力が拡大す
○不安感少ないときは赤信号
○不安感ことに当たって、よい指標
○一大事、緊張ないと命とり
○あがり症、ビクビクハラハラやればよい
○あがり症、告白すれば、軽くなる
○雑念はあるがままだと消えていく
○人間は暇を持つほどストレスだ
○森田とは体得なしでは語れない
○森田では自覚の深さ問われてる
○苦労して体得すれば悟りあり

2018年春

黒川内科院長　黒川順夫

＊推薦図書

『神経衰弱と強迫観念の根治法―森田療法を理解する必読の原典』『自覚と悟りへの道―神経質に悩む人のために』『生の欲望―あなたの生き方が見えてくる』『神経質の本態と療法―森田療法を理解する必読の原典』『対人恐怖の治し方』以上すべて森田正馬著（すべて白揚社）

『あるがままに生きる―しあわせはあたり前の生活の中に』水谷啓二著（白揚社）

『森田正馬　癒しの人生』岸見勇美著（春萌社）

『森田正馬が語る森田療法―「純な心」で生きる』岩田真理著（白揚社）

『森田療法』岩井寛著（講談社）

『体験・森田療法―20人の体験者は、どうやって心の悩みを克服したか』辻村明編著（ごま書房新社）

『あるがままに導かれて―森田療法の伝道者　水谷啓二と共に』水谷啓二追想録編集委員会編・刊

〈参考文献〉 ★はお勧めのもの

★1) 黒川順夫:森田療法.久保千春(編):心身医学標準テキスト第3版.pp332-338,医学書院,2009

2) Kurokawa N:Morita therapy in psychosomatic medicine.International Congress Series 1287:313-315,2006

3) Kurokawa N:Morita therapy in psychosomatic medicine.Proc. 4th. Congress of I.C.P.M., Kyoto,1977.pp740-741,1978

4) 森田正馬:神経質の本態と療法.pp139-140,白揚社,1969

★5) 森田正馬:神経衰弱と強迫観念の根治法.白揚社,pp208-209,2000

6) 黒川順夫:書痙.中川哲也,吾郷晋浩(編):症例に学ぶ心身医学.医歯薬出版,pp26-35,1988

★7) 黒川順夫:歩行訓練療法(森田療法変法).心身医 28:508-513,1988

8) 黒川順夫:「対人恐怖」が完治するためには自分の体験の告白が大切ー『黒川タンブラーの会』について.第21回日本森田療法学会プログラム・抄録集,p53,2003

★9) 黒川順夫:対人恐怖症は,実は「人に好かれたい症」.辻村明(編):体験・森田療法.ごま書房新社,pp45-56,1995

★10) 黒川順夫:「対人恐怖症」全治における告白の意義.日本森田療法学会雑誌 16:147-154,2005

★11) 黒川順夫:あるがままに生きる.水谷啓二追想録編集委員会(編):あるがままに導かれて—森田療法の伝道者 水谷啓二と共に, pp139-144,2010

12) 黒川順夫:「心療内科外来で体得させるには」—歩行訓練療法(森田療法変法)で体得改善した20年来の外出不能患者の1例—.第17回日本森田療法学会プログラム・抄録集, p39,1999

★13) 黒川順夫, 傍島淳子, 広田善彦,他:糖尿病の自覚症状についての心身医学的研究—失体感症に関する研究—.心身医 22:196-199,1982

★14) 黒川順夫:糖尿病と失感情症, 失体感症. Diabetes J 19:111-114,1991

★15) 池見酉次郎:劣等感と私. セルフ・コントロール 150:7, 2004

★16) 黒川順夫:ワークショップ:心身医学療法の温故知新—森田療法—.心身医 57:818-826,2017

★17) 森田正篤:自覚と悟りへの道.白揚社,1992

★18) 岸見勇美:ノイローゼをねじふせた男—森田療法の伝道師 水谷啓二の生涯.ビジネス社,1998

19) 原田誠一:強迫性障害のすべてがわかる本.講談社,2008

20) 渡辺登:パニック障害.講談社,2003

21) 貝谷久宣:社会不安障害のすべてがわかる本.講談社,2006

★22) 森本佳代、下川咲、須藤克利、比嘉千賀:「なぜ弱みを見せられない?」〜森田療法における告白 第35回森田療法学会プログラム抄録集,P131,2017

23) 黒川順夫:主人在宅ストレス症候群.双葉社,1993

不安《ふあん》こそ宝物《たからもの》

2018年5月23日　初版第1刷

著　者――――――黒川順夫《くろかわのぶお》
発行者――――――坂本桂一
発行所――――――現代書林

〒162-0053　東京都新宿区原町3-61　桂ビル
TEL／代表　03(3205)8384
振替00140-7-42905
http://www.gendaishorin.co.jp/

カバー・本文デザイン―福田和雄（FUKUDA DESIGN）
カバーイラスト―――岡村慎一郎
本文イラスト―――宮下やすこ

印刷・製本　㈱シナノパブリッシングプレス
乱丁・落丁本はお取り替えいたします。

定価はカバーに表示してあります。

ISBN978-4-7745-1708-7 C0030